病態人格

是藏著惡意的善良，
還是富有魅力的瘋狂？

東京大學腦科學家 中野信子——著　謝承翰——譯

PSYCHOPATH

前言

腦科學精準解析，讓「你身邊的病態人格者」無所遁形

臉不紅、氣不喘扯著漫天大謊，大行常人難以想像的卑鄙勾當。即便西洋鏡被揭穿，受到千夫所指，仍能堂而皇之，不見絲毫羞恥。舉手投足彷彿自己才是受到不當對待的受害者，乃至於悲劇女主角。犯下殘暴的殺人案、惡質的詐欺案，卻絲毫不見反省。甚至高調公開紀錄主張自己的正當性。

乍看之下，他們迷人又善於社交，談吐、做簡報都可說是鶴立雞群，出色而有趣。不過，一不小心與他們扯上關係，就會受到蒙騙，進而陷入萬劫不復的窘境！而他們對待性事態度開放，因此也總不乏桃色糾紛。

他們善於偽造自身經歷，會若無其事輕易推翻過去言論。如果遭到質疑，有些人則會以一副死豬不怕滾水燙的嘴臉表示：「我絕對沒說過那種話！」

最近，這類人物屢屢在世間掀起軒然大波。

而且不容忽視的是，他們的擁護者不在少數！

「他（她）一定是交了壞朋友，才會幹出那種事！」

「他（她）人眞的不壞，明明是很棒的人啊！」

電視螢幕裡，常有評論家、普羅大眾給予這種人上述的善意評語。有時候，甚至會出現崇拜他（她）們的「粉絲」。

但是大家一定不知道吧？

他（她）們有很大的機率是「病態人格者」！

病態人格者占全美人口的四%

「精神病態」（psychopathy）原本是個診斷上的概念，目的是用來說明連續殺人犯的反社會人格。

但是應該很少有人光看字面，就能夠掌握這種精神病態人格的具體含意吧？時至今日，仍然沒有一個譯名，能夠百分之百地闡述其實情。《精神疾病診斷與統計手冊》是當今精神醫學界奉爲圭臬的世界標準，其最新版本「DSM－5」當中，並不存在關於病態人格的敘述。在精神醫學領域，只有名爲「反社會性人格障礙症」的診斷基準，而沒有所謂「病態人格」。有鑑於此，世人對病態人格抱持錯誤而模糊的印象，也在所難免。

相信大多數人都不知道，「病態人格」與「思覺失調症」等精神病有什麼差別；或許也有人一聽到「病態人格」這個詞，就會想到湯瑪斯．哈里斯所著小說《沉默的羔羊》當中登場的漢尼拔博士，認爲病態人格者就是「擁有高智商的冷血獵奇殺人魔」。除此之外，或許也會有人用「病態人格」一詞來揶揄那些謊話連篇的人。

直到最近幾年，腦科學終於有長足進步，也因此對病態人格有了更深一層的認識。在人腦這個器官的性質當中，有某部分功能主掌「體貼」「對他人傷痛感同身受」等領域，而病態人格者這方面的功能與正常人大相逕庭。

不僅如此，專家學者也發現，病態人格並不一定與冷酷殘忍的犯罪者畫上等號。甚至有研究結果指出，某些需要進行大膽決策的職業，譬如大企業CEO、政治家、律師、外科醫師等等，屬於病態人格者的傾向偏高。

流行病學的調查也頗有建樹。以《沒有良知的人：那些讓人不安的精神病態者》

一書聞名於世的犯罪心理學家羅伯特・海爾指出，有〇・七五％的男性是病態人格者。除此之外，長年任職於哈佛醫學院精神醫學系心理學教育中心的心理學家馬沙・史塔德亦表示，病態人格者已占據全美人口的四％之多。兩人所提出的數字有所差異，這也是因為病態人格的診斷基準有所不同。

除此之外，亦有研究顯示，病態人格者在個人主義盛行的歐美國家較多，而在奉行群體主義的東亞社會較少，或是男性病態人格者的比例較高等。

不僅如此，專家學者也發現，病態人格的診斷並不是非黑即白，而是存在有大片灰色地帶。也就是說，病態人格亦有症狀輕重之分。說得更專業點，病態人格就是一種發生於情感面、人際關係面、行為面的「複合障礙」（在此說明：本書為方便讀者理解，概括性地將「病態人格傾向較高者」稱做「病態人格者」）。

無論如何，我們可以說，大約一百個人當中，就有一名病態人格者。日本人口約有一億兩千七百萬人，所以當中就有一百二十萬人是病態人格者。

病態人格者就混雜在你我周遭的人群裡，今天也出沒在你的身邊，乃至於你的親朋好友、上班同事之間。

或許正在閱讀本書的你，也是一位病態人格者呢。

如何辨識病態人格者

那麼我們該如何判斷病態人格者呢？

以下列舉幾個病態人格者的特徵。

◎外表與談吐過於富有魅力，有自戀傾向。

◎不易有恐懼、不安、緊張的情緒，能夠堂而皇之地站上大舞臺。

◎輕易從事一般人因爲倫理規範、危險等因素而躊躇不前，乃至於不敢做的事情，乍看像是勇敢的挑戰者。

◎善於說場面話，讓強者與自己站在同一陣線，乃至於擁簇者眾。

◎慣於透過說謊來豐富自身說話內容。會爲了自我表現而不斷改變主張。

◎口氣很大，卻容易半途而廢。

◎妄自尊大，即便受到批評也不會感到挫折，或是引以爲戒。

◎交友圈一變再變，會批評過往的交友圈。

◎善於交際，但是難以對他人處境感同身受。

即便沒有全數吻合，各位是否也能夠想到，自己身邊有幾個人符合其中某些敘述呢？

就像是前面所述，病態人格者爲人妄自尊大，會建構充滿自戀以及欺瞞的人際關係，同時缺乏感同身受的能力，是一種衝動的反社會存在。除此之外，他們也有在生活上不負責任的傾向。

當然，並非所有病態人格者都是壞人、潛在罪犯，畢竟也不是所有非病態人格者都是好人。在病態人格者身上貼上「等於罪犯」標籤，是非常危險的行爲。

但若是沒掌握病態人格者的秉性，則可能會被病態人格者惡意利用。時下就有不少人，不知不覺變成擁護病態人格者的旗手。

病態人格者能言善道，且能不畏風險地付諸行動，看起來實在魅力十足，因此有不少不知其本性的人，就這樣成爲他們的粉絲。特別是在保守封閉的社會裡，病態人格者的行爲彷彿帶來新風氣，讓人備感爽快，人氣因此水漲船高。他們就是這樣精於魅惑人心，巧妙地利用別人。

富有魅力的研究對象

病態人格者是一種「富有吸引力的存在」，而這也是我開始對他們產生興趣的契機。身為腦科學家，他們的生活方式超越世俗規範，實在令我興味盎然。

我本身曾經是門薩國際（MENSA，世上規模最大及歷史最悠久的高智商同好組織，只收智商在人口前二％者的團體）的會員。

當中聚集許多人鑽研各種現象，希望為其梳理出條理、規則。有人關注於找出拼圖等遊戲的攻略方法；或是放眼社會，透過實驗證明某些法則。或是設法證明某些普羅大眾所認知的常識、道德、「約定俗成」，其實都是直到最近才被刻意訂出，內容只對特定人士有利。大家對上述行活動樂此不疲，就像是在進行有趣的遊戲。

但有些人在找出隱藏的遊戲規則，乃至於社會秩序時，卻打算予以惡用。他們會利用這些漏洞搶得先機，或是凌駕於遊戲規則，陽奉陰違地榨取各種好處。「駭規則」一詞就用來形容上述行為，這是一個網路俗語。

普通人不會做出這類違反道德的行為，因為這樣比較安全。普遍而言，普通人會自動產生「內疚」的情緒，進而對這類違反道德的行爲「踩剎車」，並非是因爲在意識上判斷這樣做比較「安全」。鑽漏洞、獲取利益的行爲一旦被其他腳踏實地的人發現，就會惹人厭，遭到族群剔除的風險也會因而提高。因此人類能夠不假思索地避免這類行爲，人腦當中有對這類行爲「自動踩剎車」的功能。

不過，病態人格者卻會不假思索地進行這類行爲。這著實令人感到不可思議。他們的大腦爲什麼不會「踩剎車」呢？

除此之外，每一百個人就有一名病態人格者，這代表病態人格在人類進化過程中沒有遭到淘汰，時至今日仍然持續存在。

也就是說，在一般人眼中看來，病態人格者的生活方式（生存戰略）難以想像，但是，或許意外地是一種有效的生存戰略呢。

進一步說，既然病態人格者仍以一定比例存在於人類之中，或許就某種意義而言，病態人格是幫助人類繁衍的正面元素。人類社會之所以能夠發展至今，病態人格者可能也在其中發揮不少助力。

雖說如此，病態人格者仍是種「難纏的存在」，這是毋庸置疑的事實。我們必須要正確理解病態人格者爲何物，並且如履薄冰地掌握因應之道，才能夠與他們和平共處。

接下來我會搭配各種案例來介紹典型的病態人格者。第一章會針對病態人格者的心理與生理特徵進行說明，第二章則會帶領讀者一邊學習腦科學，一邊看看病態人格者的各種特徵。

目錄

2 病態人格者的身心特徵　036

第二章
病態人格者的大腦

2「成功的病態人格者」與「失敗的病態人格者」

第三章 病態人格是怎麼被發現的？

第五章 活在現代的病態人格者

第六章 致可能也是病態人格者的你

後記

第一章

病態人格者的心理與生理特徵

1 病態人格者事件簿

國家負擔高過憂鬱症

縱觀歷史，病態人格往往被與犯罪聯想在一起。

事實上，犯罪者是病態人格者的比例，又有多高呢？

加拿大知名犯罪心理學家羅伯特．海爾指出，受刑人中平均有兩成是病態人格者，過半的重大刑案都是出自他們之手。而病態人格者的累犯率（再犯率）大約是其他罪犯的兩倍，若是將範圍進一步縮小在「暴力犯罪」，累犯率更是高達其他罪犯的三倍。

全美受刑人當中，病態人格者約爲五十萬人。也有研究人員推測，潛藏在一般社會當中的病態人格者約有二十五萬人，他們雖然沒有犯下重大罪行，卻也巧妙地利用周遭的人而生活。

起訴並讓病態人格者入獄服刑的經費，乃至於病態人格者對他人造成的損失，著實是一筆天文數字。新墨西哥大學的神經學家K・A・凱爾指出，美國在二〇一一年花費於病態人格者的經費就高達四千六百億美元。美國每年花費在「憂鬱症」的經費爲四百四十億美元，政府與民間組織也爲了減少憂鬱症患者數提出諸般措施，而病態人格者所造成的花費卻超過憂鬱症。

那麼典型的病態人格者又有哪些特徵呢？

以下容我介紹四位代表性的病態人格犯罪者。

無視他人感受，切換角色滿足自身欲望——蘭迪・卡夫

蘭迪・卡夫（一九四五～）出身於佛羅里達州一個位於保守地區的中產階級家庭。他的智商高達一二九（據說東京大學學生的智商平均爲一二〇），求學期間成績優異。取得經濟學學士的學位之後，他開始從事科技業顧問的工作。

另一方面，他也是一個連續殺人犯。每到傍晚，他就會開車在路邊物色十幾、二十歲的男性，當受害者上車之後，就會趁機讓其喝下加有藥物的飲料，再對喪失意識的受害者性侵。有時候會在施以拷打虐待及強暴後，再將其殺害，並棄屍車外。

十二年內，蘭迪犯下六十四件慘無人道的殺人案。他甚至條列受害者名冊，仔仔細細記錄，並詳加整理歸納。

犯下殘暴的殺人案之後，隔天他還是會行若無事地上下班。他就這樣一邊犯下連續殺人案，一邊過著日常生活，並未遭到懷疑。他異常冷靜，毫無顧忌地在殺人魔與模範青年之間切換自身角色，而這正是病態人格者的特徵。

從失敗中「學習」，逐漸化身殺人魔

那麼蘭迪爲何能夠躲開當局追緝，持續犯下殺人案呢？

那是因爲他會從失敗中「學習」。剛開始利用藥物犯罪時，他曾經被捕。當時他的獵物正好是「用來引蛇出洞」的員警，因此他在犯下罪行之前就失手遭到逮捕。但蘭迪從那次被逮捕的經驗中「學習」。他並沒有因此意識到自身罪行而悔過收手。他得到的教訓是「從此要避免鎖定成年男性，只鎖定十幾歲的青少年，如此一來就沒有遇到警察辦案的可能了」。

獲得保釋之後，他開始以十幾歲的青少年爲目標，持續犯罪。

因爲他每次都放受害者離開，因此地方上開始流傳：有名強姦犯專門鎖定年輕男性。

於是他進一步「學習」，決定從此完事後都要把受害少年殺害。他並沒有「自己的惡行快要東窗事發，還是快點住手吧」的念頭，反而是產生「人死了就不會說溜嘴了」的想法。其中在在顯示病態人格者特有的「學習模式」。

對於我將蘭迪的行爲稱做「學習」，有些人或許會感到抗拒。但是毫無疑問地，他從過往經驗學習到如何最合理地規避危險，同時滿足自身欲望。

不過病態人格者不會理睬他人的處境。他們可能善於邏輯思考與計算，卻無法對對方處境感同身受，並以自身行爲爲恥，或是抱持罪惡感。

「追求刺激」，這是病態人格者犯下罪行的一大動機。而其目標往往也鎖定較大範圍，比較少會是單一目標。也就是說，當病態人格者犯罪時，有較高可能性會成爲襲擊不特定多數受害者的慣犯，乃至於連續殺人魔，就像蘭迪。

而蘭迪的犯行之所以最終東窗事發，完全是機緣巧合。時值一九八三年，蘭迪因爲酒駕被警方攔下，當時他的副駕駛座剛好有一具半裸男屍。

蘭迪至今仍在獄中服刑。

個性開朗，愛吹牛的快樂殺人魔——珍・托潘

相信聽到「殺人犯」一詞，許多人都會聯想到男性吧。實際上，日本《犯罪白皮書》亦指出，約有七五%的殺人犯爲男性。但是病態人格者中其實也有女性。

珍・托潘（一八五七～一九三八）是一位住在美國麻薩諸塞州的護士，在職場上做事勤快，人又好相處，因此被稱做「Jolly Jane」（開朗的珍）。

但是她卻存在著不爲人知的另一面。一八九五年至一九〇一年的六年之間，她以自己所任職的劍橋醫院患者爲對象，對其施打足以致死的嗎啡。當然了，她沒有讓任何人發現自己的所作所爲。施打過量嗎啡之後，患者的意識會逐漸模糊，並在瞳孔收縮之後陷入昏睡。

她並未就此收手。接下來她會對患者施打阿托品。

阿托品是一種生物鹼製劑，具有抑制副交感神經運作、抑制消化道運作、加快心跳等作用，效果與嗎啡恰恰相反。施打阿托品之後，患者的瞳孔會放大，原本趨緩的心跳也會開始劇烈加速。而患者會因此全身痙攣、異常冒汗，在病床上掙扎至死。

她多次以上述手法陷人於死地，少說有三十一名受害者。

珍在一九〇一年被捕。警方偵訊她時，詢問她爲什麼要殺人，她的答案是「我沒有什麼理由」「我做的事情有那麼殘忍嗎？我不太懂耶！」她對自己的所作所爲毫無後悔或是感嘆。

透過殺人獲得興奮感

但是據說她只有在殺人時，才能夠感覺到「性快感」（原用詞爲「voluptuous delights」，十九世紀的用語，等同於現在人們所說的興奮感）。過程中，她只有稍稍恍神，沒有罪惡感。她的目的並非求財，與受害者也沒有仇。她純粹是以殺人爲樂。當年日本的少年A也是類似案例。他當年以「酒鬼薔薇聖斗」的名號犯下神戶兒童連續殺傷事件，亦曾表示殺貓能夠令自己獲得性興奮。

另一方面，由於珍的個性開朗陽光，因此在她被捕之後，調查當局面臨大量輿論，表示「她才不會做那種壞事」。順帶一提，有些初出茅廬的心理學家在與服刑中的病態人格者面談後，常常會產生「對方如此彬彬有禮，又值得信賴，一定是被冤枉的」等想法。

令人驚訝的是，珍在被捕隔年獲得無罪釋放。因爲當時的醫學診斷她是「精神錯亂」，在犯案時並不具備行爲能力。

由於珍本人自認在犯案時極其冷靜，因此聽到上述診斷結果時，甚至也感到頗爲困惑。

時至今日，醫學研究已經知道，病態人格不同於重度的思覺失調症等疾病，並不會出現妄想與幻覺等症狀，也不是處在無法決定事情的心神喪失、精神耗弱狀態。病態人格者的意識反而十分清楚。當罹患其他精神疾病時，患者本身會深受其苦，但是病態人格者卻幾乎不會對自身狀態感到不快。

對於病態人格究竟是與生俱來，還是後天造成，學界可說是眾說紛紜，我將在第三章對此詳加介紹。以下先讓我們來看看，珍的原生家庭是怎樣的情況吧。

蘭迪．卡夫生於中產家庭，教育程度良好；相較之下，珍家則是來自愛爾蘭的移民。當時美國的愛爾蘭移民正遭到歧視，據說珍也因此對外謊稱自己是「義大利裔的孤兒」。

一歲時，珍的母親就去世了，父親則因爲患有精神病而無法照顧珍，就連祖母也經濟拮据。珍直到五歲都住在孤兒院，之後雖然被人收養，但養父母卻把她當成傭人般使喚。

珍不僅僞造自己的出生背景，也常常對人說謊。

諸如：「我姊是英國貴族。」「其實我曾經拿到俄羅斯沙皇的聘書，要我去照顧他。但是我拒絕了，選擇在這裡工作。」等等。

對她來說，說謊是家常便飯，對誰都能夠娓娓道來。而她不僅會吹牛，還常常會偷別人的東西。由此看來，珍或許不只是位病態人格者，還患有「自我認同障礙」。這類人格障礙者無法喜歡赤裸裸的自己，非得認爲自己是個優秀而特別偉大的存在。

這些癖好令人傷透腦筋，而珍本人也毫無反省，但是因爲她待人友善，因此人緣依然不錯。

雀躍不已地下刀

針對殺人一事，珍原本供稱自己殺了三十一人，但是不久後又翻供，表示自己其實至少殺了一百人。不知她是爲了隱瞞眞相，還是在自我膨脹……也可能她只是單純因爲殺人數量過多，而記不得正確人數了。無論如何，她並未對殺人一事深感折磨，也並非在情感上有暴力衝動，幾乎是以「照表操課」的態度犯下連續殺人案。

後世之所以認爲她是病態人格者，是因爲她表面上待人友善，富有人格魅力，但是卻也慣性說謊、自我膨脹，爲了自身快樂可以完全無視他人的痛苦。提到病態人格者，羅伯特・海爾表示「他們會雀躍不已地拷問，甚至對被害者下刀，彷彿自己是在對感恩節餐桌上的火雞下刀」。上述形容與珍的案例相當吻合。

病態人格者在殺人時，與非病態人格者有一大差異，就是他們會擬定縝密的殺人計畫。

加拿大英屬哥倫比亞大學的心理學家麥可・沃德瓦斯以及史蒂芬・波特，以二〇〇二年進入加拿大聯邦監獄服刑的一二五名男性殺人犯爲對象展開了一項研究，內容是「病態人格者的犯罪計畫性」。他們將殺人分爲「衝動性的無計畫殺人」，以及具有愉悅感，或是以金錢等其他利益目的，在犯案前擬定有計畫的「做爲手段的殺人」等兩種。針對後者「做爲手段的殺人」，非病態人格者的比例爲四八・四％，而病態人格者竟高達九三・三％。

除此之外，病態人格者在殺人時有某種傾向，那就是會對受害者施以遠超致死所需的暴力行爲。有許多病態人格者的殺人案例顯示，他們不只會掐死受害者，還會在殺人時令其遍體鱗傷。由此可見他們偏好拷問、毆打、砍切等殘虐的行爲。之後沃德瓦斯與波特又以三十八位加拿大的性侵殺人犯爲對象，於二〇〇三年時針對病態人格者與強姦殺人的關連性進行調查。研究結果顯示，非病態人格者有五二・六%，而病態人格者則有八二・四%會對被害者施以過量的暴力行爲。

許多非病態人格者的罪犯，都是爲了避免遭到舉報而選擇殺害受害者（也就是爲了湮滅證據）。但是病態人格者卻不單如此，看到被害者痛苦的模樣，能讓他們從中獲得愉悅感，因而選擇施以這些殘虐的行爲。

犯罪過程富計畫性又兼顧理性，卻又會施以遠超封口所需的過量暴力行爲。這就是病態人格者犯罪時的特徵。

謊話被揭穿仍不動聲色的天生騙徒——克里斯多夫・羅坎科特

下面讓我介紹一個不同於殺人犯的病態人格者案例吧。克里斯多夫・羅坎科特（一九六七～）是位活躍於法國與美國兩地的騙徒。

他生於一九六七年的法國翁夫勒市，是父親某次爛醉如泥時與妓女生下的產物。一出生他就進到了孤兒院。

十八歲時，他假扮成俄羅斯貴族，僞稱女友父親名下的建築物是自己的財產，利用假文件出售建築物，犯下了金額達一百萬法郎的詐欺案。

之後他也謊話連篇，犯下多起詐欺案。而西洋鏡之所以會被揭穿，理由其實挺少根筋的。

當時他謊稱自己是洛克斐勒家族的成員，正試圖對資產家進行金額高達數百萬美元的投資詐騙，但是他的座車卻不是美國的「Big 3」（GM、福特、克萊斯勒）高級車，而是日本的馬自達，於是他的眞面目終於被揭穿。

被捕後，他在訪問中曾有「我不認爲自己是罪犯，畢竟我是在用頭腦偷東西啊」等發言，沒有絲毫反省，就跟蘭迪．卡夫一樣。

不僅如此，他在出獄後更以自己的詐欺師人生做爲演講題材，將之發展成事業。加上他的外表不差，之後還曾經在電影裡飾演騙徒的角色。

「要把剩下的紙箱也打開嗎？」——日本江東區公寓神隱殺人事件

以下這個事件的犯人說起謊來簡直肆無忌憚，我想特別向各位介紹。那就是二〇〇八年發生在東京．江東區的「女性神隱殺人事件」。

有位二十三歲的女性在回到位於江東區的公寓後，就突然失蹤了。而在自家玄關處，則留有該女性的少量血跡。由於公寓入口處的監視器並沒有拍到她離開公寓的影像，因此可以肯定她是在公寓裡失蹤。警方除了在公寓內進行搜索，也採集了所有居民的指紋。

但是即便展開滴水不漏的搜查，一個月過去了，仍然沒能夠找到犯人。疑惑與不安的情緒持續高漲。

其中，有名年輕的男性住戶在媒體鏡頭前露臉的頻率特別高，他總是應媒體要求，做出「我看過她（被害者）」「好可怕啊」等發言。事件爆發後，他甚至曾打電話給公寓管理業者，對業者提出加強管理制度、增加監視器的數量等要求。

但是這名男性其實就是犯人，他襲擊被害者的目的是「想要一個性奴」，之後更將被害者殺害，藏屍自己家中。而在察覺到警方追緝之後，他就將遺體分屍，倒進水溝，或是扔在超商的垃圾場裡。

雖說法網恢恢，但是他畢竟也有好一段時間成功躲過警方追緝，他是怎麼辦到的呢？

當然了，警方也曾經進到他的房間搜索。

當時他的房裡放有好幾個紙箱，而警方當然也發現這件事。他一副若無其事的態度，十分配合地自動打開好幾個紙箱，甚至詢問警方是否要看看剩下的其他紙箱。

其實在那個階段，被害者的遺體就放在紙箱中，假如警方打開所有紙箱一一確認，他就會當場遭到逮捕。但是這名男性的態度過於自信，頓時消除了警方的疑慮。雖說如此，警方根據留在犯罪現場的少量指紋，以及案發時段與被害者待在同一樓層的人只有該名男性等證據，終於還是將他逮捕歸案。

即便如此，他居然能夠在警方偵訊，乃至於入房調查時若無其事地說謊，蒙混過關。即便是清白的正常人，仍然可能會感到緊張，甚或做出可疑舉動，由此可以推測，這名犯人很可能是病態人格者。

在發生悽慘的殺人事件時，常常會有鄰居或是周遭朋友不解：「怎麼會是他？」「他不像是會殺人的人啊！」

但是這並不奇怪。病態人格者本來就能夠裝成普通人，甚至進一步僞裝成認眞的「好人」。

病態人格者帶給人的第一印象總是很棒，他們表面上彬彬有禮，富有偶像特質，有時候看起來甚至一派天眞無邪。他們的特徵就是能夠輕易獲得他人信任。

2 病態人格者的身心特徵

什麼樣的人是病態人格者？是否有可能辨識出來呢？根據至今爲止的研究結果，專家學者已經掌握許多病態人格者的特徵。以下就讓我稍做介紹。

病態人格者的典型性格

提到病態人格者，其中相信有不少人帶有那種冷血獵奇殺人魔的特質，就如本書開頭的介紹。但也並非所有病態人格者都是如此。

病態人格者的類型多樣，諸如：具備人格魅力且善於社交、爲人機智者；傲慢而不可一世，說話容易觸怒他人者；冷淡而氣勢嚇人者……等等。

而不同於男性病態人格者，女性病態人格者有時候會裝得楚楚可憐，藉此勾引自己的獵物。

除此之外，病態人格者有一個特徵，就是在與他人建立起一定程度的關係之後，其態度往往會與初次見面時大相逕庭，彷彿人格改變了一樣。

因此建議不要以初見面時的印象，或是對病態人格者的刻板印象，來判斷對方是否是病態人格者。我們必須慎重地檢視其言行舉止。

憑外觀分辨病態人格者的方法

有幾項研究的主題是：「是否能憑外觀分辨病態人格者？」

某個研究團隊的核心成員來自英國利物浦大學，他們向女性實驗對象出示數張男性的臉部照片，其中包含病態人格者，並請實驗對象回答：「妳覺得誰最有男人味？」而研究結果顯示，相較於非病態人格者，實驗對象覺得病態人格者較有男人味（當然，實驗對象事前並不知道哪些人是病態人格者，哪些人不是）。

單憑這樣會讓人誤以爲「有男人味的男性」等於「病態人格者」。但是事情並沒有那麼簡單。

有項研究更加直接。

德國法蘭克福大學的研究團隊以九十六名成年男性大學學生，以及十四名少年戒護所的收容對象爲目標調查臉部形狀。調查內容是比較臉部的長寬比。結果發現寬度比例較高者，其病態人格的傾向，甚至反社會傾向都偏高。也就是說，相較於臉型細長的男性，臉型寬大、帶有硬漢氣質的男性，較有可能是病態人格者。

另一個研究團隊的實驗得出結果也與此相似。加拿大布洛克大學的研究團隊以一四六位男性以及七十六位女性爲實驗對象，請他們進行某個遊戲，並根據臉部長寬比調查實驗對象在遊戲中作弊的比例。結果顯示寬臉者容易在遊戲中作弊，也有較高的傾向是病態人格者。但是相較於男性，女性的臉型似乎與其是否爲病態人格者沒什麼關係。

提到「病態人格者」，人們往往會因爲連續劇或是電影角色的刻板印象，聯想到臉型細長、眼神如毒蛇一般凶狠的人物。但是根據以上歐美的調查結果顯示，事實似乎並非如此。

爲什麼會這樣呢？以下有幾個假設。研究顯示，男性賀爾蒙（睪酮素）濃度越高，臉型會越寬。而睪酮素分泌越多，越有鬥爭心以及攻擊性，這件事已經得到證明。另一方面，病態人格者潛藏強烈的暴力傾向，這或許與睪酮素分泌量有某些關係。

心跳與病態人格者的關連性

除了長相以外，也有某些身體特徵能夠幫助判斷病態人格者。譬如心跳數。已經有多項實驗結果顯示，心跳數與反社會傾向有所關連。那些天生心跳較慢，而且不容易心跳加速的人，較容易做出反社會行為。也就是說，兩者存在有強烈的正相關。

不僅如此，也有數據指出，那些靜止不動時心跳較慢的孩童，若是在十歲以前就與父母分開，成年後就容易成為暴力罪犯。西元一九九七年，英國劍橋大學犯罪心理學教授大衛．法靈頓所提出的研究論文當中寫有以上數據。

在人類的急速發育期，也就是幼年期，能夠看出心跳數與反社會傾向的特定關連。根據心理學家阿德里安．賴因於一九九七年所做的調查顯示，相較於三歲時心跳較快的孩童，三歲時心跳較慢的孩童在之後對人施暴或是做壞事的比例，是前者的兩倍。

阿德里安．賴因在香港大學進行休假研究時，曾經以六二二位學生為對象，調查「闖紅燈次數」等等與交通規則有關的個人習慣，同時蒐集實驗對象的心跳數據。結果顯示，闖紅燈者與不闖紅燈者在心跳數據上出現顯著差異。越常闖紅燈者，心跳越慢。

雖說某些區域的文化認爲闖紅燈稀鬆平常，有些區域則並非如此，實驗結果也會受這些因素影響（香港對交通規則看得較嚴格）。但既然光是無視交通規則與否，就會讓心跳數出現顯著差異，那麼在犯下嚴重的反社會行爲時，心跳數的差異應該會變得更加顯著。

美國知名臨床心理學家尼爾．雅各布森（華盛頓大學教授兼臨床研究中心所長）與約翰．高特曼（華盛頓大學教授）發現，當一個冷靜的施虐者（可能是病態人格者）在打老婆時，心電圖顯示他其實比安坐在扶手椅上還要輕鬆自在。

在介紹連續殺人護士珍．托潘的案例時，我已經稍微提到，男性有暴力與反社會傾向的比例較高。爲什麼會這樣呢？時至今日，學界仍然給不出一個明確的答案，但是有學者推測，這是因爲男性的心跳每分鐘平均比女性慢六下。

抑制心跳加快的能力

但是，心跳較慢，爲什麼會與暴力和反社會傾向扯上關係呢？

對此有幾個假設。

正常人若是把他人從樓梯上推落，或是做出行竊等違反道德規範的行爲時（或是正準備進行這些行爲時），心跳會加快。心跳一加快，就會開始感到不安，甚至陷入恐慌狀態。這是一個信號，會讓當事人因此感到自己「不可以做這種事」，進而反省、停止這些行爲。也就是說，心跳變化是一個抑制器，會幫助當事人思考自己接下來的行爲是否沒問題，是否會造成危險。如此一來，普通人就不敢隨意將那些會使自己心跳加快的行爲付諸行動。

但是，對於即便做出背德行爲，心跳數也不會上升的人來說，就不會因爲「我不能做這種事」「我不可以這樣」等念頭而及時踩剎車。因此他們較容易做出反社會行爲。

除此之外，在遇到危險狀況、緊張場合時，心跳較慢者也比較無感。普通人在感覺到危險時，心臟都快爆炸了，但原本心跳數較低的人，心跳變化卻幾乎不大。因此他們也較難理解普通人爲何會如此不安。也就是說，他們能輕而易舉地跨過普通人難以橫越的界線。換言之，心跳較慢者的感受原本就與普通人截然不同，因此他們缺乏同理心，也較容易從事反社會行爲。

或是可以假設「心跳數較慢的人，容易因爲心跳數較低而感到不快，因此他們會追求強烈刺激，藉此將心跳提高到恰到好處的水準」。心跳較低的狀態，其實也可以說是大腦運作趨緩的狀態。當事人會感覺腦袋昏沉、思緒緩慢。這種感覺令人不悅，因此當事人可能會爲了讓大腦活化，而從事能夠帶來刺激的暴力行爲。

另一方面，心跳數値不易上升的特質，其實也能夠對當事人以及整體社會帶來正面助益。

譬如哈佛大學的研究學者史丹利．拉秋曼就以資深拆彈員爲對象，比較其心跳快慢。他將拆彈員分爲「曾受勳組」與「未受勳組」，測量他們在進行需要高度專注力的危險任務時，心跳有何變化。結果令人驚訝的是，「曾授勳組」在執行這類任務時，心跳反而趨緩。

這類研究在在顯示，心跳數較慢與人格特質有關，屬於某種資質。

也有許多病態人格者是企業經營者或是律師，而不是罪犯。病態人格者心跳較慢這件事，也能夠幫助佐證以上情形。當他們面臨在觀眾面前做簡報，或是在法庭上辯論等場合時，普通人可能會因爲緊張而難以正常發揮，但是他們卻因爲心跳數值不易上升而能夠採取冷靜的行動。

病態人格者的智商較高？

而病態人格者的「智商」又如何呢？

由於受到某些以病態人格者爲題材的創作作品影響，相信有不少人對病態人格者抱持「ＩＱ較高」「天才」等印象。

但事實上，病態人格者與普通人的平均ＩＱ沒有太大不同。統計數據顯示，兩者的ＩＱ並沒有顯著差異。若是以社會化程度高低爲重點進行分類，病態人格者的ＩＱ平均而言甚至較低。綜合而言，病態人格者並沒有特別聰明，其中既有聰明人，也有笨蛋，就跟普通人族群一樣。

大家之所以容易誤以爲病態人格者的ＩＱ較高，是因爲他們能夠輕易跨越普羅大眾不會去做，以至於難以跨越的倫理限制。或是該說，他們從來就沒有意識到這些倫理限制的存在。

普通人大多奉行性善說，認爲自己和旁人都會恪守規則。這些規則包括「不可以說謊」，以及科學家認爲「所得出的結果一定要符合科學程序」等。

但是當一個人能稀鬆平常地無視這些規則，同時不抱持任何罪惡感時，旁人就很難發現其中有什麼蹊蹺了。因此普通人很容易產生「病態人格者都很聰明」的錯覺。這可以說是一種認知偏誤，當事人會設法從那些行爲舉止不同於常人的對象身上，找到一些特殊能力。

但是也有研究結果顯示，那些在病態人格者之中較不具有暴力傾向與衝動的組別，在智力表現方面優於普通人。

富積極性，因此不會感到不安

接下來我將撇開臉部長寬比、心跳、ＩＱ等因素，介紹病態人格者具體的行爲傾向。

時值二〇一四年，挪威卑爾根大學的研究團隊提出了一篇論文，當中針對病態人格者的行爲舉止得到了值得玩味的實驗結果。他們以七十四位年齡落在十九到七十一歲的男性囚犯爲對象進行實驗，結果發現，在普通人會感到高度不安的狀況下，病態人格者設法控制該狀況的傾向，較普通人爲高。

普遍而言，人類身處自己無能爲力的環境下時，不安情緒會逐漸升高，若是能夠控制狀況，不安情緒就能夠獲得舒緩。

根據卑爾根大學的研究團隊實驗顯示，病態人格者具有高度積極性，有強烈傾向會設法介入所處場合，並掌握當下氣氛。論文中也對此做出結論，認爲「或許因爲病態人格者持續設法控制當下狀況，因此不安情緒較低」。

也有另一項令人玩味的研究，同樣是以不安做爲剖析病態人格者的切入點。

英國與加拿大的研究團隊以「容易被捕的病態人格者」與「不容易被捕的病態人格者」有何差異爲主題，進行了相關實驗。所謂「容易被捕的病態人格者」，就是那種會毫不猶豫地做壞事，但是惡行惡狀也容易東窗事發的類型，譬如前面所介紹過的珍。另一方面，所謂「不容易被捕的病態人格者」，則是巧妙地融入社會，以「好鄰居」身分存活其中的類型。

「容易被捕」以及「不容易被捕」的差別又在哪裡呢？

譬如常人面對他人威嚇時，會因爲壓力而感到不悅。除此之外，面臨危急情況時，不安情緒也會持續攀升，藉此保護自身安全。

而那些「病態人格者傾向較高，容易鋃鐺入獄」的類型，即便處境危急，其不安情緒也不會上升。他們不會在這類情況下感受到不安，因此不易察覺到自身被捕的危險性，以至於有較高可能性難以規避此狀況。

另一方面，那些「病態人格者傾向較高，但不易鋃鐺入獄」的類型又是如何呢？基本上，他們也不容易感到不安，但是當他們察覺到「事情眞的很危險了」的時候，不安情緒就會瞬間高漲。他們會「及時」感到不安，進而規避危險。正因爲具備上述特徵，所以他們能夠察覺「再繼續下去會有被逮捕的危險」，進而及時收手，因此不容易被逮捕。

由此可見，那些能夠察覺危機，進而緊急迴避的病態人格者，其實是更加惡質而危險的類型。

擅長透過對方目光掌握其情緒

病態人格者有種特殊才能。

即便給他們觀看受飢餓所苦者等悲慘的影像，他們與情感相關的腦區也不會被激活。因此我們說病態人格者「較不會感同身受」。

美國國家心理衛生研究所（NIMH）的知名精神醫學家詹姆斯·布萊爾、德列克·米德偉、卡里娜·布萊爾等三人於著作《病態人格者：冷淡的腦》（*The Psychopath: Emotion and the Brain*）一書當中指出，當病態人格者看到他人悲慘的遭遇時，其自律神經（全天運作的神經系統，負責調整循環器官、消化器官、呼吸器官等器官的活動）的反應比普通人來得弱。除此之外，當病態人格者接受從表情、聲音來讀取對方情緒的實驗時，病態人格者讀取「憤怒」「喜悅」「驚訝」等情緒的能力與普通人相同，但是卻缺乏察覺「恐懼」「悲傷」的能力。

但若是完全無法看穿對方的心情，也就無法欺騙、利用他人，或是犯下詐欺案了。要抓住對方的心，就要先理解對方的情緒。爲什麼病態人格者的感受性較低，卻能夠玩弄他人的內心呢？

其實病態人格者有一項出類拔萃的才能，就是能夠透過對方的眼神以及表情，掌握對方的處境。當研究人員只擷取眼睛一帶的照片，並出示給實驗對象，要求他們讀取影中人的情緒時，普通人正確解答的比例爲三成左右，而病態人格者正確解答的比例竟高達七成。也就是說，在看到他人擺出「悲傷」「痛苦」的眼神時，病態人格者雖然無法對此「感同身受」，但是卻善於判斷對方的心理狀況。

順帶一提，也有實驗結果顯示，普通人難以從病態人格者的眼神中，讀取其想法以及思想。這是因爲病態人格者不會把自身情感顯露出來。

譬如眨眼頻率是一個値得信賴的指標，能夠用來判斷當事人是否能夠有效控制自身不安。眨眼越頻繁，越是無法控制自身不安。病態人格者的特徵在於，其眨眼次數低於普通人。

對於富煽動性的說詞較無感

也有其他實驗證明，病態人格者雖然對他人情感無法「感同身受」，卻具有能夠「加以理解」的能力。

羅伯特．海爾在實驗中讓自願的實驗對象觀看文字串，要求實驗對象盡可能快速判斷該文字串是否是單字。

事實上，這個實驗的目的並非測試實驗對象的判斷速度，而是要看實驗對象對單字意思所呈現的心理反應。

普通的實驗對象在看到「t-r-e-e」（樹木）這種無關緊要的單字時，心理狀態並不會有什麼變化；而在看到「r-a-p-e」（強暴）這種觸發不安情緒的單字時，就會產生強烈反應。

但是不管看到普通的單字，還是煽情的單字，病態人格者的心理狀態都沒什麼變化。

也有其他實驗顯示，病態人格者在說出「我愛你」以及「我想喝咖啡」這兩個句子時，腦波並不會出現任何變化。

廣島大學副教授杉浦義典專門研究異常心理學，他在著作《不把傷人當一回事的人》中表示，病態人格者的一舉一動就像是「在學校的國文考試裡解題」。面對他人情緒，病態人格者就像是在解答「這個人的心情如何？請在指定字數內答題」等題目。因此比起真正理解對方的情緒，他們只要能夠從文章脈絡推敲，藉此找出正確答案，就能夠獲得高分了。這就是他們的做法。「在這種狀況下，對方的感受與情緒似乎是這樣」——病態人格者會抱持著尋找考試答案的心態，設法解讀對方情緒，將之玩弄在股掌之間。

病態人格者其實會隱約察覺自己缺乏同理心，他們也知道，若是完全不能對他人處境感同身受，對自己是不利的，因此他們會設法用其他迴路來應對。

病態人格者就是這樣學會抓住他人弱點並予以操縱的技術。

各位周遭是否也有以下人物呢？

首先他們會讓對方欠下人情。要錢借錢、要人脈就提供人脈。即便對方沒有所求，也會親切以對。因此在彼此關係甫建立的階段，常常會讓人抱持「他人眞好」「他幫上大忙了，眞的很謝謝他」等正面印象。

但是在建立某種程度的信賴關係之後，他們就會毫無理由，或是因爲芝麻綠豆大的小事而暴怒。

「他人那麼好，會生氣應該都是我做錯事情了吧？」

結果明明就沒有道歉的理由，當事人還是會爲了維持彼此關係而道歉，而且這種印象會逐漸烙印在對方心中。

病態人格者會重複上述情形，每當對方不小心做錯事時，就刻意找碴或是給對方難堪，憤怒不已地表示：「我對你這麼好，你怎麼可以這樣對我？」普通人通常都不想被有恩於己的對象討厭，因此即便自己並沒有做錯事，也大多會道歉了事。

而病態人格者這時候就會態度丕變，接受對方的道歉。並且透過「遇到這種事，大概也只有你能這樣坦率地道歉吧」等語句，來抬高對方的自尊心。

他們就這樣運用「胡蘿蔔與鞭子」，巧妙地刺激被害者不想被討厭或怒罵，以及想被誇獎、稱讚的欲望，惡意利用人類知恩圖報的善意想法，逐漸塑造彼此間的上下關係。

相信在各位讀者當中，也有人曾經在職場、戀愛等緊密的人際關係裡，抱持著想要被某人認同的心態，因此有時候一見到對方發怒，就趕緊自我反省，最後所作所爲都受到對方箝制。或許對方也是病態人格者呢。極端一點的情況，甚至會變得一定要有對方許可才敢行動。

病態人格者巧妙地運用上述技巧來操縱他人。他們能夠冷酷地透過「肥羊」的眼神與表情讀取其情緒變化，恰到好處地欺負對方，並在對方感到戒愼恐懼時，再捧對方一下，逐漸讓對方「落入」自身圈套。他們天生就有這種操弄的能力。

病態人格者重視的道德觀，以及不重視的道德觀

除此之外，病態人格者的內在又具有哪些特徵呢？

人們常說病態人格者「沒良心」「不道德」等等。

但是在用這類語句批評病態人格者之前，先讓我們來釐清何謂「道德觀」。

美國社會心理學家喬納森．海伊特（維吉尼亞大學教授）將道德觀分爲五種，並透過實驗掌握病態人格者的道德觀是哪一種。

他的分類如下。

①「不對他人造成危害」的道德觀。如「不能殺人」等。

②「重視公平」的道德觀。譬如不會有「自己可以偷吃，但伴侶不可以」等想法。

③「團體歸屬感、忠誠心」的道德觀。海伊特認爲重視所屬團體、組織的心意也是一種道德觀。

④「尊重權威」的道德觀。敬重地位高於自己的人，同時也無法允許地位低於自己的人反抗。重視地位高低。

⑤「重視神聖、純潔」的道德觀。包含宗教信仰。

海伊特的研究顯示，病態人格者並沒有全然輕視這五種道德觀，其中有所偏重。他們遵守某些道德，並把某些道德視為糞土。

那麼究竟孰輕孰重呢？

第一項「不對他人造成危害」與第二項「重視公平」取得了壓倒性的低分。但是其他三個項目「團體歸屬感、忠誠心」「尊重權威」「重視神聖、純潔」卻意外得到高分。

之所以會有上述結果，恐怕是因為病態人格者知道，抱持這三種道德觀，會較有利於生存。

譬如黑幫等反社會勢力就極為重視對組織的忠誠心與地位高低，像是進行組織高層的「襲名披露儀式」（譯注：黑幫新上位者完整繼承退位者的姓名，以及所有勢力的繼承儀式）等，藉此強化高層權威，以及其神聖性等等。會加入反社會勢力的人，往往都抱持反社會的價值觀，也就是有病態人格的傾向。而高層幹部既然可以支配、操弄這些下屬，自然有更強的病態人格者傾向了。黑心企業的經營者以及核心管理層，或許也具備類似的傾向呢。

反社會群體的組織倫理並不抗拒傷害他人等行爲，卻重視自身組織中的歸屬感、權威、神聖感等，海伊特的研究會是解讀這種組織倫理的一大提示。

對與自身利益無關的事物興致缺缺

雖然病態人格者缺乏某些人類該有的情感，卻並不代表他們失去所有的情感。的確，他們不容易感受到恐懼與不安，但也不是缺乏所有負面情感。

譬如病態人格者也會感到「嫉妒」。

但是對於那些與自身利益無關的人，他們就興致缺缺了。即便是在群體當中只有某個人得利，但只要這件事並不構成直接的利害關係，病態人格者同樣不感興趣，並不會覺得憤恨不平。當某些人因爲運氣而大賺一筆，過著奢侈的生活時，普通人總是罵聲連連，但是病態人格者對這種情形倒是極其平靜。

出口批評他人雖然能夠得到快感，卻也必須背負遭到報復的風險。既然批評他人對自己沒有實質好處，還得負擔遭到報復的風險，還不如擺出事不關己的態度，更有利於個體生存。病態人格者能夠冷靜地做出上述判斷。

有個心理實驗能夠用來找出病態人格傾向較高者，該實驗叫做「最後通牒遊戲」。

假設眼前放著一萬元，而每次遊戲有兩位參加者。現在我跟你正在參加這場遊戲。

我擁有如何分配這一萬元的提案權，而你則擁有認可權與否決權。如果你對我所提出的分配比例感到不滿，就可以發動否決權。也就是說，只要你認爲「自己無法接受那種不公平的分配方式」時，就可以透過行使否決權的方式來報復我。

但若是發動否決權，我們兩人就都拿不到一毛錢。這遊戲好玩的地方在於，透過參加者的反應方式，能夠幫助掌握其心理傾向。實驗結果顯示，那些對於不公平交易的否決率較高的人，在人格心理學五大性格特質當中的「親和性」較高。

那麼這次遊戲就讓我拿走九千九百元，你拿走一百元，如何？

「咦？爲什麼我只能拿一百元？有點不公平吧？」普通人通常都會這麼想。

那麼病態人格者傾向較高的人又會如何呢？

「不管比例多少，總是有拿就有賺嘛」他們會因爲上述理由而選擇不發動否決權。「比起報復對方而分文未得，還不如多少拿點錢，就算只拿一塊也是賺」，對於病態人格者來說，自己的損益才是最重要的事情，根本不會去理會對方是否拿了較多好處，或是否要詐等等。他們會冷靜地做出判斷，只重視如何讓自己得到好處，不會有想要報復對方的念頭。或許這也是病態人格者看起來ＩＱ較高的要因之一。但是這其實與ＩＱ高低無關，他們純粹只是對他人缺乏興趣罷了。

但也不代表病態人格者就是徹頭徹尾的自我中心思想，完全不顧他人死活。

當病態人格者把一個人當成「自己人」時，就願意做出一些「損己益人」的事情。因爲他們知道，當自己的夥伴得到好處，自己也會間接得到好處。

不過一旦他們所認知的所有物（財產或是男女朋友等）被奪走，或是自己朝思暮想的事物遭到掠奪，就會產生負面情感，進而不顧損益，果敢地採取行動，設法奪回這些事物。

病態人格者的苦惱

雖說病態人格者對「傷痛」的感受較爲遲鈍，但是他們當然也會感到煩惱與痛苦。

他們通常會有哪些煩惱呢？

中國武漢大學的研究團隊於二〇一五年發表了一篇研究論文，其中指出病態人格者最大的煩惱是強烈的孤獨感。以某個面向來說，他們難以與他人建立信賴關係；就算是成功建立信賴關係，他們也難以體會對方的苦楚，而會不經意地做出大幅偏離常人的舉動，使得這些信賴關係維持一段時間後仍然宣告瓦解。

當病態人格者多次面對周遭人們的離去，久而久之，他們在行動時也會抱持「人際關係沒多久就會結束」的心態，以至於人際關係的缺口越來越大。當事人會感到強烈的孤獨感，認爲沒有人能理解自己。

如果旁人知道自己缺乏同理心，可能就會把自己視爲危險人物，進而讓自己遭到孤立的情形更趨嚴重。因此病態人格者很難向他人訴說自己的處境。

澳洲西雪梨大學的研究團隊以美國的勞工爲對象，進行了某項調查。

該調查指出，病態人格者有較高的比例認爲職場環境是「競爭的環境」，而不是「彼此協調的環境」。也就是說，在他們看來，職場是個弱肉強食的世界。由於他們對自己以外的人都興趣缺缺，因此也不認爲大家能夠互助合作。他們就像是打電動一樣地追求「勝利」，卻難以從工作得到充實感、因爲「成功」而感到滿足。而這也是病態人格者的煩惱之一。

美國精神醫學家亞倫・貝克（賓州大學教授）奠定了認知療法的理論基礎，他指出病態人格者認爲自己是「一匹強壯而自立的狼」，而其他人都是脆弱而無力，理應被犧牲、榨取的存在。病態人格者會設法保護自己，成爲「掠奪方」，而非「被掠奪方」。貝克指出，病態人格者相信，爲了保護自己，他們被賦予破壞社會規則的權利。

利物浦大學的心理學家隆納・布雷克本以及J・麥可・李・伊凡斯認爲，病態人格者是因爲抱持著一種行爲偏誤，認爲他人對自己懷有邪惡的意圖，所以才會跟著採取種種行爲。也就是說，病態人格者認爲「周遭的人對自己有敵意」，所以他們也會帶著敵意，予以對抗。

假設在病態人格者的眼中，這個世界眞的如此充滿惡意，那麼想來其實也挺可悲的。

乍看之下，病態人格者舌粲蓮花，主張與態度也是一變再變，爲人自我中心又具有強烈支配欲，做錯事也會把責任推得一乾二淨，彷彿是誇大與妄想的結合體。他們的人生目標究竟是什麼？人生樂趣又是什麼？相信每個人心目中，都有幾位著名政治家、實業家會讓人感到不解。

而他們就這樣敵視周遭的人，因此總是抱著想要破壞所處環境的欲望。即便看到自己的破壞造成嚴重後果，也無動於衷。正因爲對所有事物都缺乏愛與珍惜的念頭，因此他們在工作上欠缺責任感，難以對現職感到滿意，總是三心二意。交友圈也一變再變。

有人認爲，病態人格者備受慢性的乏味感折磨。他們容易厭倦，感興趣的對象沒多久就會改變，像小朋友一樣。

心理治療師馬沙．史塔德任職於哈佛醫學院，用她的話來說：病態人格者不僅無法與他人建立羈絆，與自身的關係也頗爲薄弱。

與反社會行為有關的四個假設

本章針對疑似病態人格者的案例，以及病態人格者的外在、行爲舉止等特徵，向各位介紹了相關的研究結果。

蘭迪與珍都不是衝動性殺人，在犯案時都極其冷靜。騙徒克里斯多夫亦然。對他們來說，撒謊就像呼吸一樣稀鬆平常，而在撒謊的瞬間，乃至於之後，仍能夠若無其事、保持冷靜。

爲什麼他們能夠如此？

又爲什麼會有這些特徵？

提到病態人格者做出反社會行爲的要因，主要有四大假說。從第二章起，我會以這些假說做爲依據，帶領各位貼近病態人格的根源。

接下來就先讓我們大致看一下這四大假說吧。

① 低恐懼假說

此假說認爲病態人格者缺乏恐懼與不安等情感，因此會有特徵性的言行舉止。

美國的行爲遺傳學家大衛．萊克肯提倡此理論。當普通人有幹壞事或進行暴力行爲的衝動時，通常都會隨之產生「如果被抓到就慘了」的恐懼與不安，進而抑制自己付諸行動。

但是某些人較不容易感到不安，因此缺乏自我抑制力。這些人就是所謂的病態人格者了。他們的體內欠缺對反社會行爲的「剎車功能」，或是該功能幾乎不運作。

② 缺乏注意力假說（反應調控假說）

此假說認爲病態人格者在注意力以及資訊處理方面有特殊缺陷。這是由威斯康辛大學的心理學教授約瑟·紐曼所提倡的理論。

他主張病態人格者並非不會感到不安，但因爲他們只能將注意力放在現正處理的事務上，所以會對其他無關的事物視而不見。

以某種角度來說，病態人格者的專注力其實「高過頭了」。因此他們只能夠考慮到自己關心的事物，以及眼前的利益。也就是說，他們沒有多餘力氣去考量他人的感受，以至於容易做出反社會行爲。這就是此假說的內容。換言之，病態人格其實是一種學習障礙，或是一種資訊處理能力障礙。因爲他們缺乏預測後續懲罰與損失的能力，所以特立獨行。

做爲有力佐證，紐曼也提到病態人格者做事時總是只對報酬透露強烈執念，從不考慮損失以及被懲罰的可能性。

病態人格者的自我控制力，包含自我管理、自我評估、自我統整等等，都顯得紊亂不已（普通人同時具備上述能力，但是病態人格者在做得到與做不到的能力上，卻呈現劇烈落差）。紐曼認為自己所提出的假說也能完美解釋這件事情。

③性急的生活史策略假說

「性急的生活史」一詞平常並不常用，因此或許有不少人感到難以理解。

這是一種演化心理學的觀點。

演化心理學認為，人類的心理構造大多都是生物為了適應環境所導致的結果。相關專家學者抱持此假說，進行諸般研究探討。

另外本書所說的「進化」，不是普世那種帶有「成長」「變得更加優秀」意義的進化。

這裡所指的進化，意思是「具有某種性質的個體，（湊巧）適應了某個環境，結果該性質在群體中擴展開來，成為群體普遍具備的狀態」。

假設遠古時代的人類祖先當中有兩種個體，一種會感到「恐懼」，另一種則不會。而在遭遇未知危險時，會感到恐懼的個體，存活的可能性上應該會高於後者。

如此一來，會感到恐懼的個體更能夠存活下來，數量也越來越多。而不會感到恐懼的個體則意外身亡，或是因爲負傷而無法交配，相對地數量越變越少。

久而久之，事情又會怎麼發展呢？

相信長期下來，會感到恐懼的個體會越變越多，而該性質也將傳遍整個人類種族。

反過來說，現今人類普遍擁有的心理構造（譬如當遭到霸凌時，大家都會產生「很過分」「痛苦」等情感），在人類的進化史上，都對生存與繁衍有某些幫助。

因此演化心理學認爲，病態人格者之所以能夠留存到今時今日，或許也是因爲他們的特徵能夠幫助提高生存率或是繁殖率。即便這些特徵是「若無其事地說謊」「不能理解他人的痛苦」等不受歡迎的特徵，上述事實也不會改變。

或許道德面難以接受，但它確實存在。

那麼，在怎樣的環境裡，病態人格者會在生存、生殖面占據優勢呢？

譬如某種環境中，在糧食等生存所需的資源面不虞匱乏，那麼父母就不用花費高額的養育成本長期照顧小孩，也能夠期待小孩盡快獨立。

假如身處即便稍微對孩子放任不管，孩子也會自己想辦法塡飽肚子的狀況，那麼父母以及其他大人就算不特別費心，孩子也會順利長大。

因此在這種環境下，比起長期與特定異性撫育孩子長大，進而花費大量成本（一夫一妻制），還不如在短時間內接觸大量異性，想辦法把對方哄上床，藉此孕育大量後代。這種個體更能夠大量繁殖。

進一步地說，即便妻子被劈腿成性的丈夫甩掉，或是丈夫被滿嘴謊話的妻子甩掉，只要在生活上有辦法塡飽肚子，也能夠再找到其他伴侶，那麼與其懲罰並驅逐那些騙子以及劈腿爛咖，再找另一個伴侶會是較爲合理的想法。

這種短時間內與各種異性建立關係的生活型態，就稱做「性急的生活史」。

而今天病態人格者的性質，非常適合採取上述的行爲策略。這就是此假說的內容。

雖然聽起來或許會有幾分架空小說的味道，但這種社會其實眞的存在。第四章我將會對此詳加介紹。

當然，假如抱持只要把異性騙上床就好的想法，或是背叛伴侶、隨意與多位異性上床，這種人是沒辦法融入現代社會的。因此今天我們會把這類行爲冠上「反社會」一詞。

④缺乏同理心假設

這是由美國國家心理衛生研究所的詹姆斯·布萊爾所提出的假說。這是一個比較新的假說，是在腦部研究出現較多進展時才出現的。此假說認爲病態人格者之所以會做出反社會行爲，是因爲腦部杏仁核有缺陷，或是杏仁核與眼眶額葉皮質的連結較弱。

第二章我將針對這項假說進行詳細解說。

在第二章，我將以這些假說爲基礎，透過腦科學的觀點來探討何謂病態人格者。

第二章

病態人格者的大腦

在第一章，我介紹了病態人格者的行爲模式以及內在特徵。但是長年以來，病態人格者爲何會有這些行爲及其腦部構造，卻仍然成謎。

本章將從近年急速發展的腦科學觀點出發，探究病態人格者的腦部運作狀況。多虧腦部影像診斷技術的發展，我們已經能夠相當程度地了解病態人格者的腦部特質。

腦部解說上不免會出現許多專業術語，但是本書會盡量使用平易近人的敘述，並搭配圖解，希望各位讀者稍稍忍耐。

首先讓我們來看看，病態人格者與知覺能力（接收外界刺激，並加以認知的能力）、學習能力有關的腦部特徵吧。

接下來則會探討「容易被捕的病態人格者」以及「不容易被捕的病態人格者」在腦部構造上有何不同。

1 病態人格者大腦的知覺能力、學習能力

無法「感同身受」的大腦

有時候，爲了揪出病態人格者，專家學者會進行「道德悖論」實驗。

假設村莊裡面出現了殺人魔，而村民們一起躲在某處。大家都必須設法屏住呼吸，避免發出任何聲響，但是卻有個嬰兒開始哭了起來。如果被殺人魔發現，所有人可能就得一起陪葬了，包含你在內。此時你會如何處置這個嬰兒呢？

面對上述道德悖論，大多數人都會回答「設法避免聲音外洩」。但是病態人格者卻會果斷地回答「掐死嬰兒」。

或是假設你是一位外科醫師。

你的眼前有幾位患者，分別需要心臟、肝臟、腎臟等個別部位的內臟器官進行移植。這時候有名來歷不明而身體健康，同時也沒有家人陪同的青年前來看診，假設把他的內臟分給其他五位患者，就可以讓他們活下來。你會選擇殺一個人來救五個人，

還是選擇對這五個人見死不救呢？

普通人都會糾結於「爲了救人而殺害健康的人」。但是病態人格者卻會毫不猶豫地選擇殺一個人。因爲他們判斷這樣做比較合理。而即便情況沒有如此極端，我們的生活周遭也存在著類似案例。譬如政客推動需要付出極大犧牲的改革，或是以合理與否做爲判斷基準，因此毫不留情地推動需要割捨弱者的政策，過程中也徹底使用人格汙衊等手段徹底攻擊反對派，這類政客或許都具有上述傾向。

病態人格者並不會以道德做爲判斷基準。「合理、正確與否」才是他們的判斷基準。他們無法預測自己的答案會遭到多大的抨擊。或是他們雖然能夠預測周遭反應，卻難以理解大家要因爲這種事情而說三道四。進一步地說，病態人格者有個特徵，那就是心理承受度極高。

英國牛津大學實驗心理系的凱文·達頓教授指出，同理心分爲富感情的「熱烈同理心」，以及機關算盡的「冷漠同理心」。也就是說，病態人格者雖然能冷靜地估量、算計，卻缺乏熱烈的同理心。而道德心則需要搭配「熱烈同理心」。因此透過這類道德悖論實驗，能夠幫助揪出病態人格者。

不易感到恐懼的大腦——杏仁核較不活躍

那麼爲何病態人格者無法獲得「熱烈同理心」呢？

近年來，學界盛行使用功能性磁振造影（ｆＭＲＩ）設備來觀察大腦運作情形的研究。此設備的使用方法是在實驗對象的頭部設定磁場，測量血液動態，藉此調查腦部的活性化區域。

透過此設備測量病態人格者的腦部後，專家學者發現其腦部「杏仁核」的活動情形比普通人來得低。

杏仁核具有什麼作用呢？

杏仁核隸屬大腦邊緣系統，位於耳朵上方的深處、海馬迴的前方。人腦左右兩側都各有一個杏仁核。

大腦邊緣系統掌管快感、喜悅、不安、恐懼等情緒，因此也被稱爲「情緒腦」或哺乳動物的腦。

專家學者認爲邊緣系統隸屬於獎勵系統。

報酬系統是人與動物腦內的神經系統，當「想要什麼」「想做什麼」等欲望獲得滿足時（或是知道即將得到滿足時），該系統就會活化，進而產生快感。

其他生物在進食、性交時，報酬系統會活化，這相當普通。但是人類在達成更高次元的社會性、長期性行動，譬如：「接觸到美麗的事物時」「好奇心得到滿足時」「被他人需要、喜愛時」「生兒育女時」時，報酬系統也會活化。

其中，杏仁核掌管了人類的快感、不快、恐懼等基本情緒。當我們吃到美食、有喜歡的異性接近時，都會感到「快感」，而杏仁核即負責掌管這類情緒。順帶一提，古柯鹼等藥物能夠暫時帶給施藥者幸福感，會作用於杏仁核等邊緣系統。

譬如就有報告指出，即便是從未看過蛇的猴子和新生兒，當我們拿蛇或是其他細長而不斷扭動的物體給他們看時，還是會令他們感到恐懼。這類天生的恐懼感，也是因爲杏仁核的運作。

除此之外，外界各種感覺資訊（刺激）傳遞到杏仁核的速度，也比傳遞到腦部其他部位的速度快上許多。相較於掌管社會性、理性的前額葉，這些資訊傳遞到杏仁核的速度會快上兩倍。這就是所謂「本能快過思考」的表現。

研究顯示，若是透過手術切除猴子的杏仁核，實驗對象就會無法理解呻吟、悲鳴、怒吼等否定性的訊號。原本討厭的食物也會輕易吃下肚，對所有動物都會發情、

圖 1 大腦邊緣系統的構造

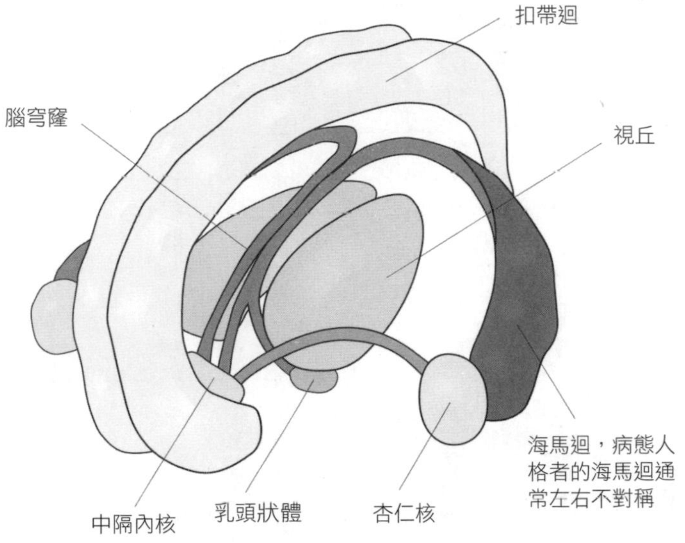

想要與之性交，即便是面對蛇等等過去害怕的動物，也會不當一回事地接近（克魯爾——布西症候群）。

也就是說「病態人格者的杏仁核活性低」，會導致當事人較為缺乏動物基本的情緒，譬如恐懼、不安等。

有個實驗也顯示病態人格者不易感到恐懼。

實驗團隊在電子告示板上寫有文字，可以發出綠色或是紅色的光。而實驗對象的身體上則貼有電極。當文字亮綠色光時，不會發生什麼事；但是發紅色光時，則會有電流通過實驗對象的身體，令其感到麻痺刺痛。

當實驗團隊重複閃綠光→紅光→綠光→紅光，幾次下來，就算實際上沒有電流通過，實驗對象一看到文字閃紅光時，也會感到恐懼。因為大腦學習到紅色文字等於疼痛的概念。這稱做「恐懼條件建立」（厭惡條件建立）。

但是病態人格者即便看到閃紅光的文字，也不會有任何變化。因為他們的大腦沒有學習到何謂恐怖。

我在前面提到過的凱文・達頓這位學者，他曾經進行以下的特殊實驗。他收集了恐懼者的汗液，並拿給正在進行模擬賭博的實驗對象聞，結果普通人下注的態度變得更加謹愼。世界上不時傳出民眾參加大型活動，結果途中因爲某些因素導致恐懼蔓延，最後引發大型意外的事件。或許恐懼者的汗液中也含有某些成分，能夠將恐懼「傳染」給別人。另一方面，即便給病態人格者聞恐懼者的汗液，他們也沒有變化。也就是說，他們並不會染上恐懼。

而在要求實驗對象根據臉部照片（包含憤怒、悲傷等情緒的臉部照片）判斷影中人情緒的實驗當中，普通人與病態人格者果然也大有不同。

除此之外，「邊緣型人格疾患」的情緒與行爲都頗不安定，常常被與病態人格者搞混，但是在上述實驗當中，其杏仁核的活化程度反而高得過頭。由此可見，這是一種與病態人格者大相逕庭的人格障礙。

所以，在病態人格者的大腦當中，比起恐懼與不安等情緒，理性與知性更容易正常運作。如此一來，或許也就能夠理解，爲何病態人格者總是會選擇最合理的結論，甚至因此讓普通人感到詫異。

杏仁核與前額葉皮質的連結較弱

說到底，杏仁核的運作並不僅限於與生俱來的反應。除此之外，杏仁核在運作上也會與其他腦區連動。

「前額葉皮質」這個部位負責進行長遠的計算，對各種衝動踩剎車。而在前額葉皮質當中，若是「眼眶額葉皮質」和「腹內側前額葉皮質」與杏仁核連結正常，當事人似乎就能夠判斷自身所處的社會狀況，並適切地組合「快感與不快」，藉此做出判斷。

大致上，掌管人腦認知功能的腦區，可以劃分為「以大腦邊緣系統為中心，掌管情緒的部位」，以及「以前額葉皮質為中心，掌管思考的部位」等兩種功能區域。

各位可以想像，身為大人的自己（前額葉皮質大約會在二十歲過半時終於成熟）正確地管理自己那宛如孩童般敏銳、偶爾會有些脫線，顯得任性而不成熟的情緒部位。

照理來說，當孩童得到父母誇獎時，他們會認識到「努力是有好處的」，進而發現努力的意義（感到快感）。這種架構會逐漸在大腦內形成，進而讓當事人日漸學

圖 2 前額葉皮質的主要構造

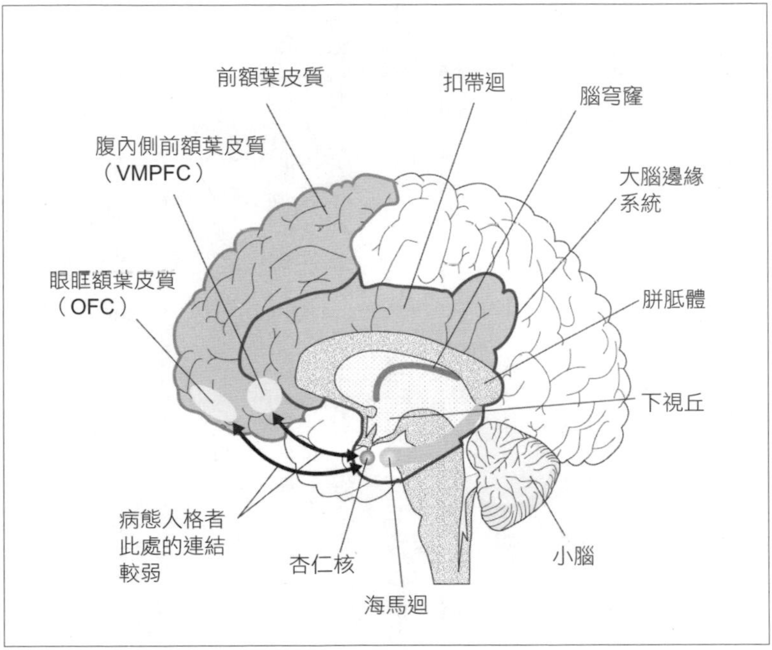

會善惡與正邪的基準、規範。

某些記憶（情緒記憶）會喚起「後悔」「生氣」「愉快」等情緒，而眼眶額葉皮質與內側前額葉皮質具備抑制這類記憶的功能。因此上述部位功能較為優異的人，則能夠抑制衝動行為，並進行恰到好處的社交。反之，若是上述部位功能低落，就會無法理解哪些事情可以「對他人做」，哪些事情「不能對他人做」。

透過對他人抱持「同理心」，眼眶額葉皮質能夠抑制衝動行為。

假設你受到某人的過分對待，因此產生想要把對方殺掉的衝動。這種時候，眼眶額葉皮質就會發出同理心的訊號，譬如「刺下去會很痛吧」「會流很多血」「被殺掉一定會很不甘心吧」等，進而幫助抑制突發性的行為。「同理心」越豐富，越會進入「我自己也能感受到被刺時的疼痛，我實在下不了手啊」的狀態。

另一方面，內側前額葉皮質則掌管著「良心」這個「剎車」。即便當事人因滿腦「我一定要殺死他」的想法而熱血沸騰，此部位也會予以抑制，讓當事人感到「我不可以這麼做」。

前面曾提到好幾次，隨著人類成長，掌管社會性的前額葉皮質及掌管恐懼、處罰等痛苦的杏仁核會逐漸建立連結。以下讓我再舉一個例子。

你在小時候是否有過以下經驗呢？

你正在哭泣，旁邊的大人來哄你，「好可憐哦，不哭不哭」，這句話讓你覺得自己眞的很可憐，結果哭得更厲害了。普通人便會由此學習到「特定情況是可憐的，或是令人不快的」，下次如果又面臨相同情況時，就會立刻感到不快。

透過這種過程，人類對羞恥、罪惡感的意識變得更強，嫉妒的情感也受到強化。

當有人提出「你看，他拿比較多，你覺得ＯＫ嗎？」之類的意見時，我們會後天學習「別人拿比較多，就代表自己吃虧了」的概念。而對於讓自己產生厭惡、嫉妒等情緒的對象（比自己得到更多好處的人等等），會帶有負面觀感，甚至逐漸演變爲實際行動。

杏仁核的基礎活動是與生俱來的，同時還能進一步與前額葉皮質連動，學習社會脈絡。

但是病態人格者卻不是如此。他們的狀況是：

①杏仁核的活性較低。

②眼眶額葉皮質和內側前額葉皮質的活性較低。

③杏仁核與眼眶額葉皮質及內側前額葉皮質的連結較弱。

由於上述單一理由，或是多重理由，病態人格者無法透過恐懼或處罰學習社會脈絡，進而感受到痛苦、罪惡感、羞恥等。

另一方面，有些人與病態人格者恰恰相反，其前額葉皮質與杏仁核的連結過強。這類人則容易罹患社會不安障礙（人群恐懼症等等）、恐慌症、憂鬱症等疾患。

沒有「良心」幫忙「踩剎車」

普遍而言，人類從小就會慢慢學習到，偷東西、撒謊、推卸責任、傷害他人等行爲都會導致自己受罰，因此做事時會避免自己受罰。人類從中學到「哪些事不能做」，所以長大後也會避免做這些事。因爲若是無法社會化的情形過於嚴重，最後就會被團體剔除在外。

但有些人卻缺乏學習能力，或是該說他們因爲上述三個理由當中的某個理由，而無法建立對懲罰的認知。這些人就是病態人格者。

他們並不會「因爲受罰而得到教訓」。就算他們能夠學習何謂「成功模式」，卻無法學習「倫理、道德」的規則。

普通人即便發現某個「更爲合理的做法」，但若是感覺到「生而爲人，不可以做這種事情」「做這種事情一定會受罰」時，也就不會毫不考慮地付諸實踐。因爲「良心」在此時起了「剎車」的作用。

但是病態人格者沒有這種「剎車」，所以他們會冷酷地選擇最合理的做法。這就是一種「駭規則」。

而令人玩味的是，他們有時候也會發現自己有上述特徵，同時意識到「自己再怎麼做都無法跟普通人一樣」的事實。之後他們就會設法隱藏這些特徵，僞裝成正常人。這讓他們的謊話更難被揭穿。

羅伯特・海爾指出「病態人格者有時也會向他人訴說良心上的苛責以及罪惡感」。但他們其實只是把這視爲一種有效的處事法則，知道該在受到斥責時，擺出自己正在深刻反省的姿態，並不代表他們眞的感到心痛。

喜好高風險、高報酬

除此之外，還有一個與眼眶額葉皮質功能障礙有關的有趣案例。這是一個常常被運用的心理實驗，叫做「愛荷華賭局作業」。實驗團隊會請實驗對象參加一場遊戲（賭博）。

實驗對象眼前擺有一座電腦螢幕，上頭顯示四副虛擬牌組。卡牌上標有數字，實驗對象可以選擇自己喜歡的牌組。

接下來，每次從蓋牌狀態的牌組抽一張牌，並視卡牌背面的數字取得或是損失虛擬貨幣。

遊戲目的是盡可能賺取虛擬貨幣。

事實上，某兩副牌可以獲得額度高的獎賞，但有時候也可能會出現額度高的懲罰，長期看來，最後總額卻是會輸錢（損失），因此稱爲「壞牌」牌組。剩餘兩副牌則是「好牌」牌組，雖然每次只能獲得額度低的獎賞，但懲罰額度也低，持續選擇之下最後反而會贏錢（得利）。

當然了，實驗對象事前並不知道牌組的資訊。

實驗團隊發現，普通人在經歷重大損失之後，將會產生負面情感。在下一回遊戲中，如果想從「壞牌」（含有重大損失的牌組）中抽牌時，就會有壓力。因此大多數的普通人在進行四十到五十場遊戲之後，就會持續在遊戲中選擇「好牌」。

但是若實驗對象罹患有眼眶額葉皮質機能障礙，則會持續選擇「壞牌」。因爲他們即便面臨重大損失，也不會感到有壓力。他們只看得到「巨大的獲利」，而看不到「巨大的損失」。

有鑑於此，他們不會選擇長期下來能夠穩定獲利的「好牌」，而是會選擇高風險、高報酬的牌組，結果招致巨大損失。

威斯康辛大學的心理學教授約瑟·紐曼等學者提倡「病態人格者缺乏專注力，屬於一種學習障礙、資訊處理障礙」，從他們所做的實驗來看，可以清楚理解病態人格者對於「報酬與懲罰」的感受。

他們以「對於正確的線索做出反應，就能得到金錢報酬；若是對錯誤的線索做出反應，則會受到處罰（金錢損失）」爲主題，針對病態人格者進行某項實驗。

實驗結果顯示，當病態人格者在遊戲中強烈意識到可能獲得報酬時，就無法抑制自己做出那些會導致處罰的反應（無法學習）。但若是能將可能獲得報酬的意識修正至最小，此時再進行相同遊戲，病態人格者就沒有無法學習的障礙了。

第一章開頭處，我介紹了殺人魔蘭迪的案例。他在被警方引蛇出洞而逮捕之後，並沒有打算就此罷手，而是選擇想辦法避免再次被盯上。這是因爲他的大腦只會注意到犯案所得的快樂，而無法理解「被抓到就慘了」這件事。

特定部位異常，看到令人心痛的影像也沒有反應

前額葉皮質當中，有個名爲「VMPFC」的部位，也有人稱它爲VPFC（ventromedial prefrontal cortex，腹內側前額葉皮質，位於內側前額葉皮質mPFC的下方）。研究顯示，病態人格者的此部位與普通人大相逕庭。除此之外，亦有研究資料詳細說明，當人類的此部位受損時，會出現哪些異常。

譬如在實驗當中給實驗對象觀看意外事件、四肢切斷等看起來疼痛難當的衝擊性影像，普通人會感到恐懼，因此出現冒冷汗等肉體變化（此時通常是皮膚的導電率出現變化）。但是當VMPFC功能異常時，則不會出現肉體變化。由於沒有產生大腦反應，因此既不會流汗，皮膚的導電率也不會出現變化。

根據上述研究，可以發現VMPFC與情感反應有關，能夠對社會產生影響。也有某派學者認爲，病態人格者中有很大一部分的VMPFC沒有正常運作。因此即便站在道德面不斷勸說病態人格者「不能做某些事情」，也沒辦法說到他們心坎裡。他們在做壞事時，無法戒愼恐懼地聯想到自己未來可能在社會上受到嚴厲懲罰，就像是他們看到有人因意外而四肢斷折時，不會有任何反應一樣。

誠如上述內容，病態人格者無法學習如何「避開疼痛」。

海馬迴與後扣帶迴功能障礙——情緒記憶缺陷

除了杏仁核與前額葉皮質之外，專家學者發現病態人格者的大腦還有其他特徵。譬如關於其大腦的學習能力，有多項調查研究指出，「海馬迴」功能缺陷與病態人格者傾向高低有正相關。

大腦邊緣系統負責掌管情緒，而海馬迴也隸屬其中（接近杏仁核）。海馬迴所扮演的角色相當重要，負責掌握學習、記憶、空間概念，同時也與恐懼條件有關。我們可以說，海馬迴是一個重要的腦區，能夠讓當事人知道該在什麼時候做出適當行爲，並避免不當行爲。

在前面的篇幅當中，我們已經知道病態人格者罹患有「情緒障礙」，不會感到恐懼，因此「病態人格者的海馬迴功能低落」的說法並沒有違和感。

海馬迴功能低落會導致當事人無法正確判斷狀況，難以有效控制自己的攻擊行爲。

阿德里安．賴因（賓州大學教授）同時具備犯罪學家與神經科學家的身分，他從洛杉磯的臨時工族群當中選出九十一位具有反社會傾向的實驗對象，並將他們分爲兩組。

第一組是「曾經犯罪，但是並沒有遭到逮捕」組。

第二組則是「曾經遭到逮捕」組。

賴因教授透過功能性磁振造影比較兩組人的腦部差別，結果發現「曾經遭到逮捕」組的海馬迴有異常。其中有不少人的海馬迴並不對稱（右邊比左邊來得大）。當海馬迴或前額葉皮質有異常，就會無法控制情緒，對恐懼的條件反射也會變得遲鈍。或許就是因爲海馬迴左右不對稱對他們造成某些影響，才會讓他們無法預測到自己會被逮捕。

除此之外，我們無法用後天環境影響來說明，爲何當事人的海馬迴會左右不對稱。因此海馬迴不對稱很可能是遺傳，或是在母體內受到某些影響。

而專家學者也發現，成年病態人格者有後扣帶迴功能障礙的情況。後扣帶迴能夠儲存「悲傷」「喜悅」等情緒經驗，並且協助當事人回憶這些情緒記憶，或是根據過去經驗自我反省等。由此也可以說明，爲何後扣帶迴無法正常運作時，當事人會出現病態人格者特有的欠缺思慮、缺乏責任等情形。

阿拉巴馬大學的心理學家安潔雅・葛倫指出，當病態人格者進行有關道德的決定時，其後扣帶迴、內側前額葉皮質、角回（與言語、認知處理有關的腦區）沒有正常運作。

胼胝體形狀也與一般人大相逕庭

「胼胝體」負責運結左右腦，並進行資訊傳遞。病態人格者的大腦明顯與普通人不同。阿德里安・賴因等專家學者就請到了十五名同時身爲病態人格者，又具有反社會人格障礙的男性，以及二十五位志願協助的當地人（非病態人格者）做爲對照組，展開了相關調查。

結果顯示，相較於做爲對照組的普通人，反社會的病態人格者的胼胝體（爲「白質」，聚集有大量軸突，控制著神經元共享的訊號）估計要大了二二・六%、胼胝體的長度增加了六・九%、厚度則減少了一五・三%。也就是說，病態人格者的胼胝體形狀與普通人大相逕庭。

上述調查證明了，病態人格者常見的情感障礙（缺乏恐懼、不安等情緒）、在人際關係中的問題行爲、自律神經面對壓力時沒有正常運作、缺乏空間認知等情形，都與胼胝體容積增加有關。

2 「成功的病態人格者」與「失敗的病態人格者」

綜上所述，病態人格者的大腦在各方面都與普通人南轅北轍。

而這裡有個重點，那就是病態人格者也有分「種類」。

我在前面篇章多次以「容易被捕的病態人格者」（失敗的病態人格者）以及「不容易被捕的病態人格者」（成功的病態人格者）做爲對比，本章就要來介紹兩者之間有何不同。

「容易被捕的病態人格者」是種危險的存在，誠如第一章所介紹的珍一樣。這類病態人格者雖然會毫不猶豫地犯罪，所作所爲卻也容易東窗事發（容易被捕）。

另一方面，「不容易被捕的病態人格者」則藏身於你我生活周遭，並不生活在監獄裡。他們會巧妙利用他人讓自己過得更好，不會輕易顯露自身本性。

「成功」與「失敗」之分，在於前額葉皮質與灰質的體積

時值二〇〇八年，德國亞琛工業大學的韋伯、哈貝爾、安姆茲、施耐德等四人在學術雜誌《行爲科學與法律》（*Behavioral Sciences & the Law*）上發表一篇名爲〈評述病態人格之結構性腦部異常〉的論文，當中指出病態人格者的成敗關鍵在於「背後側前額葉皮質」（DLPFC）的厚度。

「DLPFC」當中的「DL」是「dorsal lateral」的簡寫，用來表示大腦當中的特定位置。「dorsal」代表「背後」，而「lateral」則代表「側邊」之意，因此「dorsal lateral」就代表「背後側」。「PFC」則是「prefrontal cortex」，代表前額葉皮質。

DLPFC負責掌管「恐懼條件設定」「行爲抑制」「道德判斷」「中長期報酬選擇」「對痛苦刺激的同理心」「自我反省」等功能。同時也負責掌管計畫性、合理性、邏輯性等，進行「做這件事情可能會讓我的努力前功盡棄，所以還是別做好」等判斷。

你可以把這想成是一個負責冷靜判斷，同時在下實用的決定，譬如記下一些數字時，也相當活躍的部位。除此之外，DLPFC也負責客觀地自我檢視（後設認

知）。DLPFC發達與否也是「智能」高低的一個指標。

反社會行爲者，特別是「失敗的病態人格者」，通常都有與DLPFC相關的執行功能障礙（做事衝動而欠缺計畫、無法判定先後順序的障礙）。

除此之外，也有研究指出，ADHD（注意力缺陷、過動）的人具有明顯缺乏注意力、衝動而難以冷靜等特徵，這似乎也與右腦DLPFC功能缺陷有關。

相較之下，「成功的病態人格者」在前額葉皮質，特別是DLPFC方面相當發達。因此比較不會做出欠缺考量的反社會行爲。他們能夠理解「現在殺掉這個人會害自己吃虧」，冷靜地計算當下應該進行「殺害、饒人一命、榨取」等行爲。

前額葉皮質受損的男人——費尼斯·蓋吉

前額葉皮質功能缺陷的人，他們是「成功的病態人格者」的對照組。

下面讓我來介紹美國鐵路工人費尼斯·蓋吉（一八二三～一八六〇）的案例，這是個一定會出現在神經科學教科書的知名案例。

蓋吉曾經是勤勉而富有責任感，受到大家信賴與歡迎的人物。

圖 3 大腦新皮質的表面

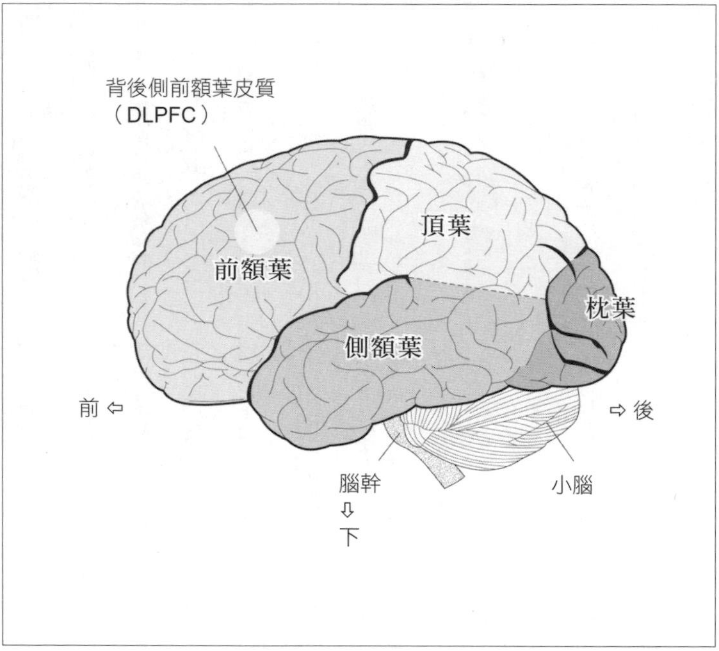

某天，他在一場意外事故中，被一支長鐵棍由眼睛插入腦部。而他雖然因此左眼失明，卻奇蹟生還。

但是他自此性格大變。

他變得喜怒無常、出口成髒，也不再尊重同事，每當有人說話不合他意，就會勃然大怒。有時候他顯得頑固而難以溝通，隔天卻又變得朝三暮四而優柔寡斷。他也成了一個與別人訂下約定，卻又接連爽約的人。

於是蓋吉被炒魷魚，之後陸續換了好幾份工作。據說出事後，他成了一個做事衝動而缺乏責任，同時行爲不檢點的酒鬼。

後來蓋吉開始帶著那根貫穿腦部的長鐵棍造訪各地，還曾經在紐約巴納姆博物館等處所舉辦的展覽當中現身。他也曾經跟著馬戲團四處展覽自己，不知是爲了出風頭，還是眞的難以餬口。但是不管怎麼說，人格變化並不是他的錯，因此這或許能稱得上是一場悲劇。之後蓋吉因癲癇於三十六歲的壯年去世。

他因爲前額葉皮質失能而喪失社會性，變成了反社會人格。

相較之下，第一章所介紹的連續殺人犯蘭迪．卡夫則沒有前額葉皮質功能低落的情形。

蘭迪能夠擬定縝密的犯罪計畫、思考計畫失敗或是情況有變時的替代方案，並且在犯案時保持高度專注力。要做得如此面面俱到，一定需要運用到前額葉皮質的功能。

相較於那些成為衝動型殺人犯，或是連續殺人魔的病態人格者，「成功的病態人格者」的前額葉皮質或較為發達，或與杏仁核的連結較強。

找出「成功的病態人格者」的方法

一九八〇年代，加拿大知名心理學家羅伯特．海爾發表了病態人格檢索表PCL（Psychopathy-Checklist），這是一份用來判斷病態人格者的診斷基準。之後做為其改良版的PCL－R逐漸普及，現在已經有很多研究機關在研究中使用PCL－R。

但是針對「非犯罪者的病態人格者」（成功的病態人格者）所進行的研究仍然困難重重。畢竟「精神病態」本來就是一種診斷上的概念，開發目的是為了幫助理解犯罪行為，或是對其加以說明。因此相關研究環境幾乎都是監獄，或是法醫學相關的地點。而當一個病態人格者會來到這種地方，自然都是那種犯行曝光的「失敗者」，專家學者很難找到「成功」的病態人格者來做實驗。

或許會有人認爲，既然每一百人就有一人是病態人格者，徹底調查一下不就好了？但是光是要湊齊三十位實驗對象，專家學者就得對三千位可能對象進行面談，考慮到時間與人力有限，這種做法實在不太實際。除此之外，面談基準也因人而異，因此無法保證其做爲科學研究的可靠度。

時值一九七四年至七五年，紐約市立大學約翰傑刑事司法學院的心理學家凱西・威登在一份波士頓的非主流文化報紙上，刊登廣告募集「富有冒險心、不會妥協，生活方式衝動而充滿刺激的人」，試圖找到那些並未身處監獄、精神病院的病態人格者。結果有七十三位報名者，其中有三十位左右的實驗對象被選上，得以參加檢查與面試。

凱西・威登表示，最後被認定爲病態人格者的實驗對象當中，有七四％曾經被捕，五〇％曾經入獄服刑。另外有六一％曾經接受住院、看診、投藥等精神治療，二九％有自殺未遂經驗。明明特地想找從監獄、醫院「之外」的地方找到病態人格者，結果報名的病態人格者卻大多都「曾經進到這些地方」「反覆進出這些地方」，屬於所謂「失敗的病態人格者」。

但是她也發現，相較於住在精神病院的病態人格者，那些沒有住在精神病院的病態人格者並未出現前額葉皮質功能低落的情形。這或許已經顯示了「成功的病態人格者」與「失敗的病態人格者」的差異。

相較之下，阿德里安・賴因則鎖定頻繁前往臨時工派遣中心找工作的人。因爲根據他的推測，病態人格者往往會追求刺激，或是難以在組織中長期待下去，因此會在短時間內頻繁換工作。

賴因指出，那些在臨時工派遣中心找到的實驗對象，有二四・一%被診斷爲「反社會人格障礙」。普遍而言，男性當中的反社會人格障礙者約占三%，因此上述數字是正常數字的八倍以上。賴因之後使用PCL－R診斷了這些實驗對象，結果共有一三・五%的男性得到了三十分以上的高分（病態人格者傾向較高），二十五分以上者則爲三〇・三%。

也就是說，那些在臨時工派遣中心找到，且被診斷有反社會人格障礙的實驗對象當中，每三人就有一人具有高度的病態人格者傾向。之後賴因調查了他們的判決紀錄，選出了共計二十九位病態人格者（十六位曾被判刑，十三位未曾被判刑）的對照組，成功完成各種調查。

賴因在進行實驗時，也頗爲擔心相關資訊外洩。因此他請到政府衛福部協助保密事宜，避免臨時工派遣中心員工洩密。他們得以免於被警方傳喚，或是強行要求他們公開相關資訊。除此之外，實驗都在大學校區內進行，負責人員也都值得信賴，沒有洩密的疑慮。這些都是讓實驗對象感到安心的功夫。於是病態人格者們得以放下心來，吐露曾經幹過的種種壞事。而實驗當中更運用了電極等各種器具，因此得以獲得珍貴的實驗數據。

很多高社經地位人士都是病態人格者

讓我們進一步來討論「成功的病態人格者」吧。

二〇一二年，美國與加拿大的研究團隊以約一千人爲對象，展開實驗與調查，結果發現越是高社經地位者，越容易做出違規而違反倫理的行爲。他們也在美國科學學院的期刊當中提出此發現。實驗團隊假借「遊戲」的名義，進行了心理實驗。實驗對象能夠根據骰出的骰子點數得到獎金。結果實驗團隊發現，社會地位越高的人，越是會爲了得利而浮報骰子點數。

除此之外，德國亞琛工業大學的研究團隊亦推測，企業經營者等高社經地位人士之中，有較多的病態人格者。

說謊與前額葉皮質

關於說謊與前額葉皮質的關係，也有些值得玩味的數據。

阿德里安·賴因發現，那些曾經被捕的反社會人格者，其前額葉皮質的灰質只有正常值的四分之三，而這些部位與「善惡判斷」有關。灰質與白質匯聚有神經元的細胞體。

除此之外，賴因等專家學者將實驗對象分爲「病態說謊者」「正常人」「反社會人格者，但並非病態說謊者」等三組，進行了一場研究，結果發現「病態說謊者」前額葉皮質的白質（神經元的通道）量比正常值還多出四分之一。

也就是說，病態人格者的前額葉皮質的灰質較少，白質較多。這可能是造成病態人格者所作所爲的原因之一。

病態人格者與測謊器的對抗

有人認為，法醫學專家透過問卷調查殺人犯心智狀態的做法，對病態人格者是沒有用的。因為他們會聰明地說謊。或許你會認為，這種情況使用測謊器不就得了。但是古往今來，所謂幫助識破謊言的技術，乃至於測謊器（傳統的 polygraph 等），都還沒辦法完全正確地判定謊言。

譬如古希臘人認為，肌肉痙攣、面紅耳赤等現象都是說謊的明顯表徵，因此創造出「人相學」這門學問。

而據說中國古代則以口含米粒粉末來判斷罪犯是否說謊。當疑犯吐出的粉末較乾，則為說謊。同樣的方法還包括讓疑犯吞乾饅頭等。理由是他們認為當一個人說謊、感到不安、焦慮時，口腔就會無法分泌唾液。

同樣的道理，阿拉伯的貝都因人有讓疑犯舔燒紅鐵塊，並根據其舌頭是否燙傷來判斷是否有罪的習俗。

佛洛伊德被譽為精神分析之父，可說是赫赫有名。他主張「能從手指動作看出是否說謊」。但是現代科學並不支持這類「透過手指動作看出是否說謊」的方法，就像是眼神飄移、說話含糊、坐立難安、以手碰臉等行爲常常被視爲「說謊的徵兆」，但是同樣缺乏科學佐證。這些東西並沒有辦法識破謊言。

「polygraph」是一種已經被使用達一世紀之久的測謊器，原理是以電子訊號、物理訊號的方式，測量呼吸、脈搏、血壓等生理現象。由於說謊者會感到壓力，以至於出現血壓上升、呼吸次數增加、冒汗等情形，讓皮膚導電率跟著出現變化。

但是時至今日，這樣的測謊器的缺陷已經顯而易見。一旦事關重大，即便說的是眞話，當事人仍然可能會在接受詢問時，出現膽怯、動搖等情形。有些人是所謂的「有罪意識過剩者」，只要被人懷疑時，自律神經就會受到刺激。

與之相反，那些經驗老到的犯罪者當中，也有些人具備高超技巧，能夠邊用力咬舌頭，邊口吐無傷大雅的謊言，或是透過思考其他事情對大腦造成負荷，進而引發生理反應，藉此掩飾與犯行有關的謊言。

正確來說，這樣的儀器是「緊張檢測器」，而不是「測謊器」。

美國國家科學學院推測，使用polygraph測謊器能夠以七五%～八〇%的準確度，找出說謊的人；但是卻也有六五%左右的機率，將說眞話的人誤判爲說謊（！）。

不過也有研究結果顯示，病態人格者無法贏過這種測謊器。克理斯多夫・帕特里克是知名學家，同時也是明尼蘇達大學史塔克・R・海瑟薇特聘教授，在其編撰的《病態人格者手冊》（*Handbook of Psychopathy*）中，介紹了一個研究案例。該研究以身爲病態人格者的受刑人，以及非病態人格者的受刑人爲對象，以莫須有的罪名冠在他們身上，並透過 polygraph 測謊器比較兩組實驗對象的相關數據。結果與預料相反，病態人格者成功騙過 polygraph 測謊器的情形相當少見。

那麼是否可以用最新科技來判斷當事人是否說謊呢？

印度就有某個判例，是以核磁共振掃描做爲測謊器，並將其結果做爲判刑的有力證據。大腦當中，有某些區域負責控制不安與衝動，因此當詢問當事人問題時，這些區域跟著活化，就代表當事人是在說謊。據說這套做法「能夠以九〇%以上的準確度看穿謊言」，但是若有接近一〇%的機率無法看穿謊言，卻也是個大問題。上述印度的判例，是一個對神經科學界造成衝擊的大事件。

說到底，有些人光是進入狹窄的核磁共振掃描裝置就會感到不安。有些人甚至會因爲幽閉恐懼症而無法進入其中，即便目的只是普通的實驗或是檢查，而不是在打官司。在法庭上用之做爲測謊器其實並不適當。人類科技尚未達到能直接拿腦內影像來做為判刑依據的等級。當然了，這些科技做為佐證，或許還是能夠派上某些用場，譬如說對疑犯進行調查，並掌握其大腦的性質等等。但若是要光憑「大腦構造」來宣判有罪與否，卻又太過草率。

到此為止，本章從腦部介紹了病態人格者的各種特徵。

讓我重申一下結論。

當大腦前額葉皮質的眼眶額葉皮質和內側前額葉皮質功能低落，當事人就有較高危險性做出反社會行為。

病態人格者的杏仁核與眼眶額葉皮質及內側前額葉皮質的連結較弱。

大致而言，杏仁核異常與「缺乏情感」有關，前額葉皮質異常以及連結較弱則與「認知」有關，包括學習、自省、抑制情緒等。

而根據以病態人格者為對象的腦部影像研究，亦顯示病態人格者的腦部有以下特徵：

①胼胝體擴大

②後海馬迴體積減少

③前海馬迴非對稱（右側比左側大上許多）

④前額葉皮質的灰質容積減少

其中的第三項與第四項特徵只會出現在「失敗的病態人格者」身上，而不會出現在「成功的病態人格者」身上。

下一章會就病態人格者研究的相關歷史，帶領讀者一窺「病態人格者究竟是遺傳，還是環境造成」。

第三章

病態人格
是怎麼被發現的？

在前面的篇幅當中，我們看到了病態人格者的外在與內在特徵，並透過腦科學的面向，探討病態人格者的大腦構造具有哪些特徵。

那麼究竟又是什麼原因，導致人類的腦部有較高的病態人格傾向呢？是先天（遺傳）嗎？又或是後天造成（生長環境等）？

由於這牽涉到倫理面的問題，因此專家學者無法輕易開始研究，在答案的推導上也需要愼重爲之。雖說如此，他們仍然透過諸般驗證，試圖得出答案。

本章就讓我們追溯病態人格者的歷史，逐一介紹各種最新的研究結果吧。

病態人格者自古就存在

病態人格者並不是最近才橫空出世的存在。

古代其實就有病態人格者，只是當時還沒有這個說法罷了。

哈佛大學的人類學家珍．墨菲指出，很久以前，阿拉斯加西北方的少數民族尤皮克人（也就是因紐特人）自古就有一個詞叫做「kunlangeta」，說是專門用來形容那些具有病態人格者特質的人。

這個詞的意思是「知道該做什麼，卻故意不做」「反覆說謊、欺騙、偷盜的男人」。

據說當時在尤皮克人當中，每五百人就有一個是「kunlangeta」，他們不去打獵，還會趁其他男人離開村落時，強逼許多女人性交。即便因此遭到非議，他們也不當一回事。他們常常會被帶到長老面前判刑。

但是「kunlangeta」仍然不會悔改。據說他們最後會被村落裡的人推進漂滿浮冰的海中，一命嗚呼。

墨菲也介紹，約魯巴人居住於非洲（現在的奈及利亞），而他們也有一個用來形容病態人格者的詞，叫做「arankan」。所謂的「arankan」，指的是那種恣意妄爲、不會考慮他人處境，態度不合作且充滿惡意，同時又一意孤行的人。

而在上述族群當中，都認爲「kunlangeta」與「arankan」是先天遺傳，無法治好。這些人因爲與生俱來的特異氣質，被視爲無法適應社會的存在。

當那種對群體造成困擾，且在犯罪後不思悔改的人達到一定人數，群體秩序就會難以維持。所以群體會選擇「偷偷把這些人推進海中殺害」、關入監獄等方式，設法排除這些「失敗的病態人格者」。

革命家、獨裁者之中的「成功的病態人格者」

歷史人物當中，也有不少「成功的病態人格者」沒有遭到排除，反而一路往上爬。我認爲日本的織田信長正是此種病態人格者的典型。雖然這只是我的個人見解，並沒有腦部功能影像、DNA等證據。他是陳舊秩序的破壞者，同時不畏懼神佛（雖然「信仰心薄弱」這一點與第一章所介紹的喬納森・海伊特的研究有所矛盾）。他吸引了許多武將爲他賣命，極富人格魅力。

密西根奧克蘭大學工學院教授芭芭拉・奧克利在其著作《邪惡基因》（*Evil Genes*）裡推測，毛澤東或許也是病態人格者。據說毛澤東還小時，就曾經對著父親主張「你年紀比我大，所以粗活應該要給你做」。中國是儒家社會，因此這是極其大逆不道的一番話。毛澤東否定了「長幼有序」的價值觀，或許他天生就是一個權威的破壞者、革命家呢。他能夠巧舌如簧地魅惑他人，進而獲得權力。他的名言大多被收錄於《毛語錄》裡。

但是毛澤東的私生活卻一片糜爛。據說他拋棄了第一任妻子和兒子，令他們顛沛流離，甚至精神疾病纏身，毛澤東本人卻完全沒有憐憫之意。如果他不是這種無法理解他人（包含家人）痛苦的人物，應該就無法進行大肅清等暴行，也不會在文化大革命中破壞珍貴的歷史遺產與藝術作品了。

俄羅斯的彼得大帝也疑似是病態人格者。他雖是長相清秀的美男子，但年輕時就爲了學習造船技術而假扮技師，遠赴荷蘭（這令我聯想到騙徒克里斯多夫．羅坎科特）。他就這樣邊工作、邊獲取知識，最後帶著這些知識回到俄羅斯。他在荷蘭也學到了牙科技術，而且非常喜歡幫人拔蛀牙。據說他每次看到下屬有蛀牙，就會忍不住想要幫忙拔牙，害得下屬四處逃竄。這段軼事讓我聯想到珍．托潘（請參考第一章）的案例，她以對患者注射藥物爲樂。

除此之外，臨床心理學家斯科特．利林菲爾德（美國埃默里大學心理學教授）、法律心理學家史蒂芬．魯賓瑟、心理學家湯瑪斯．范錫鮑爾等專家學者分析，甘迺迪、柯林頓等美國歷任總統當中，有好幾人具有明顯的病態人格者特質。

令人意外的是，神經學家詹姆斯．法隆（加州大學爾灣分校）指出，活躍於二十世紀的德蕾莎修女或許也是一位病態人格者。有多項報告表示，德蕾莎修女對自己救出的孩童以及自己的侍從顯得態度冷淡。譬如英國作家克里斯多夫．希鈞斯在其著作

《宣教師的立場》（*The Missionary Position*）一書中，就指出德蕾莎修女對所救出的孩童有許多欠缺體貼，甚至稱得上殘忍的處置。所謂博愛主義者，或許也是病態人格者，因爲他們無法對特定的少數人產生深厚情感。

不畏風險而成大事的氣度、做爲政治家魅惑大眾的才能——只要一步走錯，病態人格者的特質就會導致獨裁或是肅清等後果，但是根據情境的不同，或許也是必要之惡。

古希臘時代的病態人格者

而又是從何時開始，在醫學上才出現「病態人格」的概念呢？

古希臘並沒有「病態人格」這個詞，卻可以在文獻裡找到與其有關的敘述。

根據史學家迪奧多羅斯的紀錄顯示，有位名爲皮爾婁的男人發明了一種叫做「銅牛烹」的刑具。銅牛烹被稱做史上最爲殘酷的刑具之一，採用熱傳導性佳的黃銅製成，外型是一頭公牛，內裡掏空。行刑時會把犯人從側面的門關入其中，再放到火上烤。犯人就這樣長時間受到高溫折磨，最後一命嗚呼。

當然了，犯人會在銅牛裡發出痛苦的叫聲。因此若是正常人，理應會把銅牛設計成叫聲不會外漏，盡可能讓實施刑罰的人不會感受到犯人的痛苦。

但是銅牛烹的設計卻並非如此。銅牛烹在牛鼻處有一個特殊的笛狀構造，從外面聽來，犯人臨死的呻吟聲聽起來就像是牛鳴。這種設計既可以讓人想像犯人的痛苦，同時還能夠引以爲樂，從中可以一窺發明者皮爾婁所具備的病態人格者要素。

順帶一提，據說當年銅牛烹的第一個犧牲者，正是我們的皮爾婁。後人已經無從得知，他究竟是因爲身爲病態人格者一事被揭穿，而受到應有的報應，還是他所進貢的對象是比他更爲嚴重的病態人格者。無論眞相如何，這都是一個陰沉而悽慘的故事。

無譫妄的瘋狂

十九世紀，英國精神科醫師詹姆斯．考爾斯．普列哈特，以及同爲英國精神科醫師的亨利．莫塞萊等人，開始進行將精神病歸納爲完整體系的作業。普列哈特將反社會而缺乏同理心的人格定義爲「悖德症」。

之後一八九一年時，德國精神科醫師朱利安．L．A．柯荷將缺乏良心的反社會人格稱做「病態人格性障礙」（psychopathische Minderwertigkeiten）。柯荷的定義與今天的反社會人格障礙幾乎相同，我們可以說，這是病態人格者首度在歷史上被「發現」。

之後隨著世界各地的精神醫學家奉獻心力，病態人格的研究也逐漸獲得進展。埃米爾．克雷佩林也是其中一人，其「內田——克雷佩林心理測驗」現在被用於日本國家公務員考試的性向測驗，可說是相當知名。

克雷佩林是一位德國醫學家、精神科醫師，出生於一八五六年。在當上海德堡大學的精神醫學教授之後，他開始撰寫標有患者病歷與出院狀況的卡片，並根據其結果歸納分類出各種精神障礙。之後他也基於自己的歸納結果，撰寫了教科書。該教科書於一八九九年推出第六版，至今仍有極大影響力，其影響層面包括被當今精神醫學界視爲世界標準的《精神疾病診斷與統計手冊》。

克雷佩林創造了一個名爲「幻想虛言癖」的分類。所謂「幻想虛言癖」，指的是那種把自身幻想看得比現實還要重要的人，或是那種爲了實現幻想而引發事件的人，而這與病態人格者的類型有部分重疊。

羅伯特・海爾指出，法國精神科醫師菲利浦・皮內爾活躍於十八世紀末至十九世紀初，他也是首先提出病態人格概念的臨床精神醫學家之一。

當時皮內爾在巴黎行醫，他首創去除精神病患的腳鐐，進行人道對待的做法。皮內爾曾經目睹一名男性冷靜而若無其事地踹死一條狗，看起來毫不內疚，但是從其他面向看來，對方都顯得相當正常。

爲了說明這種缺乏良心苛責與自制力的行爲模式，皮內爾在一八〇一年提出了「無譫妄的瘋狂」這個詞彙。所謂譫妄（delirium），指的是一種意識混濁，同時又會看到幻覺與錯覺的狀態。也就是說，皮內爾注意到，有些人即使意識清晰且能夠理性思考，卻具備異常的情感。

十九世紀前半的美國醫師班傑明・拉許也提出了與皮內爾相同的說法。那就是有些人天生就異常缺乏倫理觀念。

精神健全的面具

美國精神科醫師海維・克萊克利（喬治亞醫學院精神科教授）在一九四一年推

出《精神健全的面具》（*The Mask of Sanity*）一書，這是首部向普羅大眾詳述病態人格者的著作。

所謂「精神健全的面具」，指的是某些人表面上沒有精神病方面的症狀，但是卻有「無法正確以言語表達自身情感」的症狀。這個詞是克萊克利對病態人格者的想法。

他在前言就提到了「本書內容提及很多人都知道，但是卻被這個社會置之不理的問題」。

一九三〇年代末期，克萊克利任職於精神醫療機構，當時不管是罪犯或是一般患者，只要有類似精神疾病的症狀，全都會被送進精神醫療機構。

克萊克利因此有機會觀察患者，他發現某些患者顯得有些特別。在他們身上看不到妄想、思考混亂、過度擔心、神經質等症狀，大多數時候，他們都表現得很正常。不過持續觀察之後，克萊克利卻發現他們有某些特徵。這些人乍看之下擁有正常的理性，但是卻無法理解他人感受，或是對他人處境感同身受。他們在傷人之後不會後悔與反省，也無法根據過往經驗學習他人感受。不僅如此，他們也缺乏人生目標與計畫。他們會為了小事情說謊，然而直到謊言被拆穿為止，他們看起來都顯得誠實可信……

除此之外，他們會魅惑、操弄、利用其他患者、家屬，乃至於醫院職員。所作所為根本就是現代所說的病態人格者。

克萊克利不只強調病態人格者的負面特質，同時也公平地描述病態人格者所具備的種種天才特質，諸如：一絲不苟、腦袋轉得快、說話引人入勝等。

他也注意到，病態人格者在用字遣詞方面與普通人有所不同。諸如：文字架構、詞彙選用、說話語速、斷句節奏等等。後世有研究者注意到這點，而使用 r-a-p-e（強姦）等單字做實驗測試病態人格者的情緒反應（實驗結果請參考第一章）。

克萊克利列出了十六項病態人格者的診斷基準，包含表面充滿魅力、缺乏不安、缺乏罪惡感、無法信賴他人、不誠實、自我中心、無法維持親近關係、無法從錯誤學習、缺乏情緒、無法思考自身行為會對他人造成的影響、無法擬定未來計畫等等。但是克萊克利並沒有正式在診斷上使用此診斷表，也並未透過統計進行相關驗證。這只是他所歸納出的一個經驗法則。

克萊克利在《精神健全的面具》當中論述，病態人格者無法得到治療，因為他們無法建立有效治療所需的人際情感連結。而誠如本書所述，在一九九〇年之前，都沒有證據顯示有任何治療對成年病態人格者有療效。

在《精神健全的面具》之後，行爲遺傳學家大衛・萊克肯（美國明尼蘇達大學精神科教授）在一九五七年進行了「厭惡條件建立」的實驗，並發現病態人格者的恐懼感明顯比普通人低。

之後在一九七〇年，英國心理學家傑佛瑞・格雷（牛津大學終身教授）提出了某個假說。他認爲病態人格者具有「缺乏不安感」的特質。

格雷指出，病態人格者對報酬需索無度，不會對懲罰感到恐懼，或是持續展現反社會行爲，這些情形在在反映他們缺乏對懲罰的感受性。除此之外，格雷也認爲，病態人格者腦內抑制行爲的系統較弱，因此比起普通人，病態人格者更不容易感到不安。而格雷的理論也透過幾個實驗得到了驗證。

時值二十世紀後半，醫學界已經累積了豐富的臨床資料，因此逐漸可以系統化地說明病態人格者。病態人格者在人際關係方面擁有「支配而強勢」「傲慢而善於欺騙」等特質；在情感面擁有「缺乏適當情緒」「情緒反應皆顯得貧乏而短暫」等特質；在行爲面則擁有「衝動」「欠缺計畫性」等特質。

而之後犯罪學家羅伯特・海爾進行了一連串的努力，超越了精神醫學界的限制，讓普羅大眾也都知道病態人格的概念。他在一九七〇年發行了《精神病態：理論與研究》（*Psychopathy: Theory and Research*）一書。之後更以此領域第一人的身分，分析心理異常的殺人犯等人物，建立了病態人格診斷表ＰＣＬ以及做爲其改版的ＰＣＬ－Ｒ，奠定了病態人格者的診斷基礎。

除了海爾的努力之外，腦科學、神經科學也日益發展，終於得以辨明病態人格者的大腦具有哪些特徵，誠如本書第二章所述。時至今日，我們已經能夠基於腦科學所驗證的客觀證據，在一定程度上指出「病態人格者就是這樣的存在」。

精神分析權威掃地，以及腦科學抬頭

當年其實是精神醫學領域先開始以心理學角度研究病態人格者（研究對象不僅限於病態人格者）。而近十年來，腦科學研究急速進步，從中也對人類精神有了更多認識。腦科學證明了好幾項事實，譬如仔細讀來，佛洛伊德的論述其實缺乏科學證據，也缺乏可反證性。因此時至今日，甚至有人說佛洛伊德的論述是僞科學。

說到精神分析，在病因分析等領域的研究可謂良莠不齊。在古典的精神醫學、精神分析領域，甚至有某些學者全盤接受研究創始者或學派重鎮的發言，並奉爲金科玉律。

不過精神分析領域首先提出「傾聽」等手法，從與患者建立信賴關係、令其獲得滿足感等觀點來看，這些手法頗爲有效，因此其他領域的人也會加以應用。

除此之外，在誘發患者自癒力的技巧運用，以及臨床的患者照護等方面，古典精神醫學也可說是比腦科學略勝一籌。但是請注意，不同於腦科學領域，精神醫學並不一定會在研究時運用自然科學的研究法則，進行「建立假設、因素累積、驗證」等步驟。

在進入二十一世紀之後，針對過去心理學家們不斷議論的各種現象，腦科學已經可以透過影像診斷等方式，明確指出這些現象是「某部分出問題」「某物質代謝異常」「受體出問題」「連結出問題」等原因所造成。對其他精神疾患也是如此，不僅限於病態人格者的研究領域。

對於過去容易被視爲同一種疾病或誤解、搞混的各種精神疾患，腦科學界已經可以提出更加具體、科學的論述。

不僅如此，腦科學界也涉足某些傳統的文學與思想領域，並且重新檢視十九世紀時某些曾經遭到否定的理論。

神經倫理學與神經犯罪學問世，及犯罪生物學的全新探討角度

在過去，有些心理學的論文在投稿時以病態人格者的良心與道德爲題，結果被以「您的論文與哲學有關，並非心理學領域」爲由，拒絕審查與刊登。但是這已經是陳年往事了。

神經倫理學這門學問於二〇〇〇年代中期開始於歐美盛行，這段時期尾聲起也在日本造成話題。

神經倫理學的論述立基點包括心理領域、器質領域（腦部的物理、型態面）或是物質領域。除此之外，有種問題叫做「心腦問題」，目的是判斷當事人的腦部運作是否能夠描述其心理狀態。此領域涉及哲學層面，不僅限於神經倫理學。

但若是不先假設當事人的腦部運作「能夠」描述其心理狀態，也就無法進行腦科學的研究了。我認爲理論上來說，「能夠描繪」是進行後續研究的大前提。但是也有某部分哲學家對此表示抗拒，他們認爲「物質作用不可能表現所有心理活動」。

另外也出現了一個比神經倫理學更有爭議的領域。那就是神經犯罪學。

阿德里安·賴因提倡此學說，並且再次評價切薩雷·龍布羅梭這位惡名遠播的「犯罪生物學」之父。

龍布羅梭生於一八三五年的義大利，原本是一位精神科醫師。他長年透過骨相學、遺傳學分析犯罪者。

骨相學認爲「不好的行爲起因於不好的個性，而有缺陷的大腦造就不好的個性。大腦之所以會有缺陷，則是因爲頭蓋骨長壞了。」骨相學之父弗朗茲·約瑟夫·加爾「發現」，當某幾個大腦「器官」肥大或是萎縮，當事人就會犯罪（而這些發現幾乎都受到後世推翻）。十九世紀初期至中期，骨相學甚至對美國與歐洲的刑法造成影響，骨相學家很常站上證人臺。

當骨相學對司法的影響開始減弱時，龍布羅梭提出了凶惡犯罪並非犯人的自由意志，而是「迫於無奈」的說法。

他解剖了連續強姦殺人犯，並在解剖紀錄上記載，其頭蓋骨內側原本應長有小腦的部位，出現了異常凹陷。而這種凹陷與「猿猴、老鼠等齧齒類、鳥類」頭部的凹陷類似。

除此之外，他也用「生物學」的角度調查了無數罪犯。龍布羅梭主張「罪犯的長相有某些特徵」，譬如「寬大的眼窩」「高聳的顴骨」「尖尖的耳朵」等身體特徵，或是腦部形狀異常等，他總共列舉了十八種長相特徵，同時也列舉出「痛感遲鈍」「自我表現欲望強」等精神特徵。

他認為犯罪者隔代遺傳了原始人的基因特徵，也就是說，他們回歸到類人猿那種野蠻和低智商。

因此龍布羅梭主張，人無法透過後天教育讓這些天生的罪犯重獲新生，應該要把他們永久隔離，並且與那些在生物學上進化更多的罪犯分開。龍布羅梭是強硬的「遺傳派」。

但是時值二十世紀，龍布羅梭的論點幾乎全面而徹底地被否定了。

他的檢測方式有許多問題，罪犯當中並沒有很多人長有尖耳朵，頭蓋骨的形狀也沒有太大的差別。加上其理論與優生學這個納粹用以大量殺戮的「理論基礎」親和度高，同時亦被用於墨索里尼的種族歧視政策，這也是其理論遭到批評的一大要因。

龍布羅梭的理論在十九世紀具有影響力，但是在二十世紀就被精神分析與社會學理論取得代之。這些理論認爲是「心理、經濟、政治等要因導致慣性犯罪行爲」。做爲對龍布羅梭理論的抵制與反省，犯罪心理學領域甚至曾經將探究生物學要因對犯罪的影響一事視爲禁忌。

譬如一九六七年夏天發生了底特律暴動，之後神經外科醫師威農・H・馬克、威廉・H・史維德以及精神科醫師法蘭克・R・歐文一同在美國精神醫學會誌上發表一篇名爲《腦部疾患在暴動與市區暴力中所扮演的角色》（*Role of Brain Disease in Riots and Urban Violence*）的論文。之後馬克與歐文更一同出版了一本名爲《暴力與大腦》（*Violence and the Brain*）的著作，當中主張「暴力行爲與腦部機能缺陷有關」。但是這本書卻受到極大反彈。

不僅如此，他們還提倡於大腦邊緣系統某個部位插入電極，藉此矯正暴力傾向的療法，但是基於「會破壞人格」「非人道治療」等理由，這套療法備受抨擊。就連美國國家心理衛生研究所的所長也曾在一九七三年時，在聯邦議會的公聽會上作證，表示否定此療法。

但是誠如第一章所介紹的研究成果，長相、心跳數其實與反社會性有關。因此時至今日，我們仍然無法全盤否定龍布羅梭的分析方法。

龍布羅梭指出「罪犯的痛覺遲鈍」「有不易感到身心痛苦的傾向」。對於我們這些已經理解病態人格者特質的人來說，他的說法其實相當犀利。

世人曾認爲「某些生物因子導致人類犯罪」「犯罪與遺傳有關」等論點缺乏人道精神，因此不屑一顧，但是近年開始有科學家認爲有再次思考這些論點的價値。

反社會人格是否會遺傳？

在罪犯當中，有不少人的家庭環境沒什麼問題，也沒有金錢方面的煩惱，很難想像他們是因爲環境而出現反社會行爲。

除此之外，有些被診斷爲病態人格者的人從小時候就顯現出奇特的特質，從小就愛說謊、態度叛逆，常偷東西或打架、殺害動物等，而且受罰後也不思反省。這類案例不勝枚舉。

我們不能光靠上述案例就斷定「病態人格是遺傳」。雖說如此，卻也不能斷定「病態人格者沒有受到遺傳影響」。

傑佛瑞・蘭德里根是二十世紀後半的罪犯，在美國造成話題。他是一名令人玩味的罪犯，生於一九六二年，屬於比較近期的人物。

蘭德里根小時候就被送養，生活在不虞匱乏的環境下，然而他從小就有癲癇等症狀，是一個無法控制情緒的孩子。他才十歲就重度酗酒、十一歲就去搶銀行金庫，結果遭到逮捕。之後也沒有好好上學，不僅藥物成癮，甚至還犯下殺人案。他在被判入監服刑後逃獄，逃亡期間再次因殺人遭到逮捕。

當蘭德里根以死囚身分在亞利桑那州坐牢時，聽到了一件奇怪的事情。

「我曾經遇到一個跟你很像的騙子！」某位囚犯如此說道。

這名「跟蘭德里根很像的騙子」究竟是何方神聖呢？

這名囚犯曾經在阿肯色州的監獄服刑，而所謂「跟蘭德里根很像的騙子」正是他的生父。相信他們在外表、言行舉止等方面眞的都十分相像。

蘭德里根本身從未見過自己的親生父親，更沒有一起生活過。儘管如此，父子倆卻不約而同地犯罪，以至於鋃鐺入獄。據說他的父親也很常碰毒品和犯罪，甚至也曾經逃獄。

更可怕的是，蘭德里根的祖父也是罪犯，某次搶劫時在兒子（蘭德里根的父親）面前遭到射殺。

阿德里安・賴因以雙胞胎爲對象進行了研究。根據研究結果，他主張遺傳能夠說明四成至五成孩童的反社會行爲。

除此之外，他平均計算家長、教師、孩童等三個資訊來源的評價，再觀察孩童的實際行爲，結果發現環境要因僅占四％，剩餘九六％都屬於遺傳要因。

沙諾夫・A・梅德尼克是賴因的同事，他曾經在丹麥調查養子女的犯罪情形。結果明確顯示，相較於親生父母非罪犯的養子女，親生父母爲罪犯的養子女在成年後犯罪的機率較高。

不僅如此，親生父母的前科數量，與養子女受到判刑的比例幾乎相同。有鑑於上述結果，我們不得不懷疑，相較於生長環境，先天遺傳是否對犯罪人格的形成造成更大影響。

除此之外，倫敦大學發展精神病理學教室教授艾希・維丁格進行了與雙胞胎幼年期成長相關的研究，結果顯示，當雙胞胎有顯著的病態人格傾向時，他們所做出的反社會行爲都受到遺傳的強烈影響。遺傳性要因占了八一％。而環境要因僅占一九％。

相較之下，當雙胞胎的反社會特徵較爲輕微時，遺傳要因的影響爲三〇％，環境要因則爲七〇％。

神經傳導物質的分解速度較慢

下面讓我介紹一個名爲「ＭＡＯＡ」的基因，雖然此基因不會誘發病態人格，但是卻與犯罪緊密相關。東野圭吾在其小說作品《白金數據》當中，也使用了ＭＡＯＡ做爲小道具，相信在各位讀者中也有人知道什麼是ＭＡＯＡ。

ＭＡＯ（Monoamine Oxidase）指的是「單胺氧化酶」，而Ａ則代表Ａ型。單胺是腦部神經傳導物質的總稱，包括多巴胺、去甲基腎上腺素、腎上腺素、血清素、組織胺等等。

ＭＡＯＡ的主要功能是分解去甲基腎上腺素、血清素，藉此維持全體賀爾蒙分泌量平衡。

在神經傳導物質當中，去甲基腎上腺素、多巴胺、血清素與認知功能有關，能夠幫助控制衝動情緒、維持注意力等等，因此也與精神疾患關係密切。

譬如有個論點叫做「血清素假說」（單胺假說），此論點認爲之所以會罹患憂鬱症，是因爲患者腦部的血清素神經傳導功能低落。「縫核」是存在於脊椎動物腦幹當中的神經核之一，動物實驗發現，當「縫核」的血清素神經元遭到破壞，實驗動物的攻擊性就會變強。

但是受限於倫理面，我們難以對人類進行相同實驗。因此血清素假說只屬於一個間接證據，專家學者猜測「人類的情況或許也是一樣」。

酵素的分解程度也因爲基因而有所差別，進而形成大腦的特質。

約有七成的人擁有ＭＡＯＡ活性較高的基因，剩餘約三成的人則擁有ＭＡＯＡ活性較低的基因。

ＭＡＯＡ活性較低者，其腦內的血清素與多巴胺等神經傳導物質不易分解，因此容易殘留在腦內。

如此一來，血清素與多巴胺就會持續產生作用，讓當事人總是感到渾身輕飄飄，或是有較高的攻擊性。有調查結果顯示，若女性腦部的神經傳導物質不易分解，當事人將天生就容易感到幸福，幸福感也較高；而當神經傳導物質分解程度過低時，當事人除了會有較高的幸福感，也有可能出現賣春等反社會行爲。

幸福感越高，越容易做出反社會行爲，乍看之下，各位或許會覺得此論點相互矛盾。但是當單胺氧化酶的分解效率較差，也就代表正常運作的血清素越多。血清素越多，能夠讓當事人感到安心、安定；但是換言之，不安感也較少。有能力做好後續規畫的人，才會產生不安感。反過來說，血清素太多，就會讓當事人只願追求當下的快樂，不願思考未來。因此他們較容易做出反社會行爲。

而研究亦指出，當單胺氧化酶的分解效率較差，男性有較高機率具攻擊性，乃至於做出反社會行爲。

倫敦國王學院的心理學家阿貝夏羅姆・卡斯匹與特里・墨菲特都生於以色列。他們在二〇〇二年發表了一篇研究論文，當中根據MAOA類型、受虐與否等條件進行分組，調查受虐兒在成人後是否會有反社會人格。

根據他們的研究，即便孩童時期遭到虐待，只要MAOA活性較高，出現反社會行爲的機率就會較低。

但是當MAOA活性較低時，受虐兒在長大後竟有高達八五％出現反社會行爲。

不過，也只有生長環境惡劣時，MAOA活性較低一事才會對當事人造成影響。當生長環境正常，則MAOA活性較低組與活性較高組並沒有差別。也就是說，當MAOA活性較低的人在孩提時期遭到虐待，就容易打開反社會的開關。

該研究論文當中亦有數據顯示，同時具備受虐與ＭＡＯＡ活性較低等兩項條件的人，在做爲研究對象的孩童族群當中僅占約一二％，但是在該族群所犯的罪當中，有四四％都是他們犯下的。

容易併發ＡＤＨＤ的病態人格者

荷蘭遺傳學家ＨＧ．布蘭納等人更發現了ＭＡＯＡ活性較低，與ＩＱ較低有正相關。低ＩＱ是與犯罪、暴力行爲有關的一個因子。布蘭納等人在荷蘭發現了一個家族，該家族連續數代都出現基因突變，導致ＭＡＯＡ活性降低。該家族的男性曾有縱火、裸奔、強姦未遂等引人關注的反社會行爲。

有研究認爲，ＡＤＨＤ（注意力不足、過動症）患者的ＭＡＯＡ活性也較低。ＡＤＨＤ的症狀因人而異，通常會有明顯注意力渙散、躁動、難以抑制衝動等特徵。

前述生於以色列的心理學家卡斯匹與墨菲特，他們發現相較於其他孩童，ＭＡＯＡ活性較低的孩童更容易出現精神方面的問題，譬如ＡＤＨＤ或是反社會行爲等。

「衝動而缺乏計畫性」，這是病態人格者很常被提到的特徵之一。學界認為這或許是因為病態人格常常併發ADHD。病態人格與ADHD高度相關。

某項研究指出，MAOA活性較低者，其杏仁核與扣帶迴的連結較弱。也就是說，MAOA活性較低者，則較不容易感到不安。

但是並沒有充分的研究數據證明，MAOA活性較低與病態人格有直接關係。羅伯特·海爾發明了PCL-R診斷表來診斷病態人格者，而實際讓MAOA活性較低者與活性較高者進行此診斷後，並未在分數上出現明顯差距，因此無法確認MAOA活性與病態人格有關。有專家學者在二〇一一年提出上述實驗結果。

病態人格者與其他精神病的併發症

除了ADHD以上，目前學界也已經發現病態人格與其他精神病的併發症，以下讓我稍做介紹。

目前尚未證實，病態人格會併發思覺失調症。學界一貫認為，思覺失調症與背後側前額葉皮質功能障礙有關，而病態人格則與此部位無關（雖然與病態人格者「成功」「失敗」有關，但是基本上無關）。

不安及情緒障礙（創傷後壓力症候群、憂鬱症等）與病態人格屬於負相關。我們可以認同此說法，因爲病態人格者不易感到不安。

而自閉症與病態人格相同，都是一種社會認知（溝通所需的臉部表情、視線認知、同理心等）障礙，兩者都與杏仁核功能障礙有關。但是病態人格者的杏仁核體積會減少，自閉症患者的杏仁核體積反而會增加。而自閉症患者會有不安情緒加劇等症狀，這部分也與病態人格者恰恰相反，不太可能同時發病。

另外有研究結果明確指出，病態人格容易併發藥物、酒精等物質濫用（依賴）。

大量分泌多巴胺的基因

下面讓我們繼續談談與MAOA、多巴胺相關的話題。

多巴胺是做爲「幹勁」來源的物質。

多巴胺俗稱「快樂因子」，吃巧克力、性愛等行爲都能夠促進多巴胺分泌，令人類感到快樂。快樂這項報酬，能夠幫助控制人類五花八門的行爲。

對於那些對身體有益的行爲，多巴胺會給予正面評價。多巴胺的功能包括讓大腦記憶、學習。當腦內的多巴胺分泌量較多，當事人就容易專心致志地做某件事。而多巴胺也會帶來諸如：剛開始談戀愛時的飛揚感，以及在工作上獲得巨大成功時的興奮感等等。只要大腦持續分泌多巴胺，當事人就會處於興奮狀態。

對於人腦來說，多巴胺的基本功用是「給予報酬」。

但是在另一方面，多巴胺也有不好的作用。

加拿大麥基爾大學的詹姆斯．奧魯茲與彼得．米爾納在一九五四年進行了一項實驗，造成了廣大迴響。他們在老鼠腦部的快樂中樞插入電極，當老鼠自行壓下把手時，就會得到電流刺激。由於這實在是太舒服了，因此老鼠會廢寢忘食地持續按壓把手。老鼠之所以會持續按壓把手，是因爲這有助於腦部分泌多巴胺。透過這類實驗，我們可以發現藥物成癮與酒精成癮也與多巴胺有關。

時值二〇一〇年，范德比大學的約書亞．巴克霍茲在報告中提到，病態人格者的特性與大量分泌多巴胺有關。

瑞典哥特堡大學神經醫學研究所的研究團隊在二〇〇三年發表了研究論文，當中以暴力罪犯做爲研究對象。研究團隊發現，PCL-R的得分，與當事人腦脊髓液中的高香草酸（HVA）爲正相關。高香草酸是多巴胺的最終代謝物（換言之，就是多巴胺分解爲可從尿液等體液排出體外的狀態）。

多巴胺越多，人類追求報酬的欲望就越強，如此想來，由於病態人格者具有大量分泌多巴胺的基因，因此會爲了追求強烈刺激而犯下連續殺人案，宛如中毒一般。上述說明或許得以成立。

根據環境改變的病態人格者

在前面的篇幅當中，我介紹了許多實驗結果，都顯示病態人格與反社會行爲受到基因影響。

那麼遺傳是否是導致反社會行爲的唯一因素呢？

遺傳的影響是很大沒錯，但也有多項研究指出，不可忽視環境所造成的影響。有幾項研究調查了教育與家庭環境對反社會行爲的影響。

譬如美國經濟學家詹姆斯・J・赫克曼在其著作《幼兒教育經濟學》當中，就分析了「佩芮托兒所方案」（Perry Preschool Project）與「啓蒙方案」（The

Abecedarian Project）。

「佩芮托兒所方案」的執行期間爲一九六二年至一九六七年，地點爲密西根州的伊普西蘭蒂。當時以五十八戶低收入的非裔家庭孩童爲對象，總共實施三十週。

該方案讓學齡前的孩童每天早上在教室上課兩個半小時，同時指派老師每週前往各個家庭拜訪一次，對孩童進行約九十分鐘的個別指導。

指導內容會根據孩童的年齡與能力加以調整，重點在於培養孩童的非認知技能（肉體與精神健康、忍耐力、幹勁、自信、協調性等社會、情感特質），授課時重視孩童的自發性。

而在學齡前教育結束後，研究團隊持續追蹤調查接受過學齡前教育的孩童，以及未接受學齡前教育的對照組至四十歲。

「啓蒙方案」則是以一〇一名生於一九七二年至一九七七年，家庭環境屬於高風險家庭（犯罪可能性較高）的孩童爲對象。此方案每天實施，直到當事人滿八歲。

之後研究團隊持續追蹤調查這群實驗對象至二十一歲，並於二〇一二年初對已經三十歲的實驗對象進行追蹤調查。詳情就不贅述了，總之相較於「佩芮托兒所方案」，「啓蒙方案」的介入程度更加徹底。

而不管是「佩芮托兒所方案」還是「啓蒙方案」，相較於對照組，實驗組的孩童在之後都得到較好的結果。只是「佩芮托兒所方案」的實驗組在當時測智商曾得到較高的分數，但是在介入行爲告終四年之後，其效果就完全消失了。

雖然如此，ＩＱ以外的主要效果仍得以繼續存在，包括非認知能力提升。研究團隊在他們十四歲時進行了學力檢查，結果發現相較於未接受學齡前教育的孩童，曾接受學齡前教育的孩童就學率較高，成績也較優秀。

而反社會行爲亦呈現類似傾向。從四十歲時的被捕率來看，對照組的重罪率爲二・一％、輕罪率爲六・七％、未成年犯罪率爲〇・六％；相較之下，曾接受學齡前教育的孩童重罪率爲一・二％、輕罪率爲三・九％、未成年犯罪率爲〇・四％。

也就是說，教育讓犯罪率降低了。

赫克曼也比較了遭到「拒絕育兒」的三歲幼兒，以及對照組的大腦，結果發現前者的大腦尺寸較小，大腦皮質也出現萎縮現象。他透過這些數據，強調幼年期的環境會對大腦造成影響。

也就是說，當我們發現罪犯的大腦有問題時，關於原因究竟是先天遺傳，還是後天環境，其實很難馬上給出結論。我們不能草草在罪犯身上貼上「這傢伙腦袋原本就有問題」等標籤，因此其大腦有可能是因為社會問題而後天受損。

除了教育之外，家庭環境不同也會影響犯罪率。

美國知名小兒科醫師娜汀．哈里斯發表了一項研究指出，如果幼年期至青春期生長在充滿虐待、毒品、酒精等強烈負荷的環境，孩童的身體與大腦就會出現各種損傷，導致對壓力的反應異於常人。各位可以在網路上瀏覽哈里斯的研究與解說分享（TED講座〈童年創傷如何影響一生健康〉）。

面對幼年期的壓力，前額葉皮質是承受最大影響的腦區。前額葉皮質的功能是控制自我。除此之外，也有多項報告指出，假如曾經遭到身體方面或是性方面的虐待，當事人容易出現海馬迴功能低落、去甲基腎上腺素眞陽性率（陽性檢測率）增強而具攻擊性等情形。

亦有統計數據顯示，美國一九八〇年代因犯下重罪而入獄的青少年當中，約有七〇％其父親在成長過程中缺席。奧勒岡州社會學習中心的研究亦指出，在有反社會傾向的男性中，只有不到三〇％在雙親俱在的家庭長大。

一九九四年全美有超過十三萬名十幾歲的青少年離家出走，其中有七二％來自單親家庭，而同一年有研究團隊在明尼蘇達州的聖保羅進行長期缺課兒童的研究，結果亦顯示其中有七〇%是由單親媽媽獨力扶養。

但就跟基因一樣，我們也不可能把所有理由都歸咎於「家庭環境」。同時，也不能否定「問題家長讓家庭分崩離析，而孩童繼承了問題家長的氣質，以至於出現種種問題行為」的可能性。

基因與環境的交互作用

只要多加留意，各位就會發現，腦科學與神經科學的研究者容易斷定「遺傳因素占較大比例」；而社會學家與教育學家則有容易斷定「後天因素占較大比例」的傾向。結論的某些部分可能受到實驗人員的內心想法，乃至於先入為主的觀念左右。

箇中差異也體現在他們對患者的稱呼上。

羅伯特．海爾在其著作《沒有良知的人：那些讓人不安的精神病態者》當中指出，重視心理學、生物學、遺傳要因者，通常偏好使用「精神病態者」（Psychopath）一詞來稱呼患者；而某些臨床學家、研究人員（社會學家、犯罪學家）認為社會影響力與幼年期經驗才是塑造患者人格的主因，他們則偏好使用「社會病態者」

（Sociopath）一詞。

我身爲腦科學家，因此自然比較重視遺傳要因。

在海爾的研究中，並沒有證據顯示病態人格者的家庭環境與其他罪犯不同（犯罪者大多出生在問題家庭）。但是海爾指出，無論家庭生活安定與否，病態人格者都會在十四歲左右初次顯露相關特質，即便是生長在健全的家庭，同樣沒有辦法阻止這件事情發生。

如此說來，相較於後天要因，相信遺傳要因對於一個人是否成爲病態人格者的影響更大。

有些人因爲在幼年期沒能獲得親情滋潤，因此之後出現情感障礙，無法與他人建立親密關係。而病態人格者不一樣，他們離開家人是「果」而非「因」。哈佛醫學院心理治療師馬沙・史塔德下了這樣的結論。

在《病態人格者：冷淡的腦》一書當中，亦指出相同內容。環境壓力的確會讓人類的海馬迴萎縮，以致情緒迴路的反應變大，也就是說，當事人會變得容易意氣用事，且具有攻擊性。但問題是病態人格者的情緒反應原本就十分低下，卻仍然具有攻擊性，這就與後天要素無關了。

另一方面，也有少數神經科學家主張不應無視後天要素。

譬如神經科學家詹姆斯・法隆在其著作《天生變態》（*The Psychopath Inside*）一書中，提倡能夠幫助發現病態人格者的「三腳理論」。三腳的內容如下：

①眼眶額葉皮質與前顳葉、杏仁核功能異常低落

②有多項具高風險性的基因異變（ＭＡＯＡ等）

③幼年期曾經受到精神虐待、肉體虐待、性虐待

法隆指出，除非滿足以上三項條件，否則當事人就不會成爲有反社會行爲的病態人格者。除此之外，法隆也在書中告白，表示自己的家族符合前兩項條件（！），但是並沒有滿足第三項條件。

就像是法隆這樣，最近有許多文獻不再只從遺傳與環境二選一，而是指出遺傳與環境的交互作用，關係到人類與動物是否能夠正常成長。

譬如前面向各位說明了阿貝夏羅姆・卡斯匹等人對ＭＡＯＡ基因的研究結果，受虐有時候會成爲導火線，讓遺傳上具備的潛在素質浮現。有些素質要配合「基因」

與「環境」才會出現。

有些時候，當事人若是能夠生長在溫暖的家庭裡，並接受完善教育，或許就能夠過著平穩的人生。然而幼年期受虐、缺乏母愛、惡劣的生長環境等負面因素卻開啓了基因裡的開關，致使他們的前額葉皮質無法正常發育，最後成爲「失敗的病態人格者」，也就是殺人犯。

在第一章所介紹的病態人格者當中，犯下連續殺人案的護士珍・托潘在幼年至青年期也生長在悲慘的環境中。此環境無法讓她的前額葉皮質當中掌管同理心的部分發育完成。也可能導致其杏仁核與前額葉皮質的連結在發育過程中遭受阻礙。

除了教育、環境等非物理的要因之外，物理性的損傷也可能造成負面影響。如果腦部在十九歲之前受傷，之後就可能出現問題行爲、衝動行事或情緒不穩、順手牽羊等傾向。而吃藥、攝取酒精、吸菸也是導致大腦萎縮的要因。特別是從小就開始喝酒的人，影響會變得更加嚴重。

專家學者認爲，當原本就有強烈反社會傾向的人大量酗酒，會讓反社會傾向更加嚴重（但是阿德里安・賴因分出了「慣性用藥者組」與「反社會人格障礙組」，比較兩者前額葉皮質當中灰質的含量，結果發現後者的體積少了一四％之多。賴因指出，慣性用藥與酗酒並非導致病態人格者腦部構造缺損的理由）。

除此之外，亦有研究顯示，母親若在懷孕期間大量酗酒，孩童會有右海馬迴比左海馬迴大的傾向。另外誠如八十六頁所做之介紹，病態人格者的右海馬迴也比左海馬迴來得大。

研究亦發現，當事人若同時滿足生產不順（早產、難產等）、一歲前缺乏母愛（因爲某些理由而與母親分離，無法與母親建立親密關係時）等情形，就有很高的可能性會在日後出現反社會行爲。精神科醫師約翰・鮑比是「依附理論」的開山鼻祖。在其一九四六年發表的古典論文〈四十四個少年小偷〉（44 Juvenile Thieves）中，已經提到哺乳期的親密關係建立，與問題行爲有所關連。而之後阿德里安・賴因的研究亦顯示，生產不順也會造成負面影響。

事實上，現階段我們很難對病態人格者有更多論述。

因爲即便將範圍限制在家庭給予的影響，我們仍然難以判斷諸如：父母的犯罪行爲、母親年齡過輕、家人數量太多、虐待、家庭崩壞等因素，是以怎樣的機制令孩童在後來成爲病態人格者。這些因子相互關連。除此之外，低收入、居住環境、衝動性、IQ低、在校成績差等因子，也與反社會行爲有關。

要驗證哪些因子以怎樣的方式令病態人格者的潛在素質浮現，可說非常麻煩而瑣碎。

而且以倫理面來說，我們也不可能爲了掌握這些因子而進行實驗。現階段，我或許只能跟各位說以下兩件事：

◎遺傳對腦部功能的影響很大。

◎生長環境有可能成爲反社會性提高的導火線。

建立完善社會制度，落實基礎素養教育

但是請注意，所謂「遺傳會大大影響腦部功能」，並不等於就要獵巫般地找出那些基因上容易出現反社會傾向的人，並加以排除。

腦科學研究結果顯示，即便在基因面有反社會的特質，但是環境能夠幫助抑制此特質浮現。建立病態人格者易於生存的社會體系，並且提供讓他們發揮自身才能的道路，這可說是更好的選項。

今時今日，已經可以對個人進行DNA解析，並做爲個人資訊儲存在資料庫當中。

譬如前面提到的MAOA，只要採集當事人的唾液、口腔黏膜組織來進行DNA檢查，就可以對MAOA進行調查分析。

根據其結果，也有可能導致當事人被貼上「具有高度反社會傾向」等標籤，以至於在求職、結婚等方面受到歧視，甚至可能會出現輿論，要求有關單位監視「罪犯的後代」。

有鑑於此，更應該提前建立因應措施，避免在社會倫理面，乃至於法律面導入優生學的觀點。基因的確對人類的行爲與心理造成極大影響，因此我們不應該將此視爲禁忌，而是要將之視爲科學事實，加以接納，同時在社會體制面做好準備。

日本人類遺傳學會發出警告，提醒世人謹慎對待基因資訊。但是以現狀來說，日本厚生勞動省等中央行政機關尚未充分議論該如何管制、管理基因資訊，其中仍有許多不透明的部分。我們必須設法提升個人對基因資訊的基礎素養。有些基因診斷公司會將做爲診斷基準的論文一起提供給客戶參考。相關窗口會表示：「您的基因有此變異，因此IQ會變高這麼多。這篇論文是我們的判定依據。」並且附上該篇論文。

客戶可以自行閱讀判斷。

除此之外，有時候基因診斷公司也會對做為診斷基準的論文進行信用度評級，依序為五顆星至一顆星。譬如「這篇論文只拿到兩顆星，不建議照單全收」「有高度可能性罹患心臟疾病」等等。

但是單就現狀來看，有許多人平時就會對坊間的「左右腦占卜」「以愛吃的食物來診斷個性」「血型占卜」等「心理測驗」照單全收，這類人抱持著「基因占卜」的輕鬆心態去進行基因診斷的情況不在少數。

我希望各位能夠了解，科學測試必須滿足「可信度」「妥當性」等兩個基準，缺乏這兩個基準的測試結果，也就只能做為茶餘飯後的「談資」（談話題材）。

以現況來說，假如在就業考試等場合導入基因資訊，並將相關資料提供業主，就會有很高的風險導致「業主盡可能排除會造成企業風險的人才」等問題。

無論如何，大家都應該要知道「即便擁有與反社會性有關的基因，也不代表百分之百會出現相關行為」。

請容我再次闡述本章結論。

提到病態人格者，我們不能忽視基因所造成的影響。

從今而後，基因資訊將會變得越來越普及，這是無法抵抗的浪潮。

因此必須設法落實相關社會制度與法律規章，乃至於與基因有關的基本素養。

除此之外，亦有研究指出，若是能夠避免虐待或是惡劣的環境，就能或多或少抑制反社會性出現。

第四章

病態人格者與進化

本章讓我們換個角度，來看看爲什麼在人類之中，病態人格者等個體會以一定比例存在。

雖然程度上稍有差異，不過各式各樣的研究結果已經明確指出，大約每一百人就有一人是病態人格者。如果病態人格者更有利於生存，那麼其人數應該會在人類歷史中不斷增加；而若是病態人格者並不適合在人類社會生存，則應該完全被社會排除，不留下任何子孫，完全遭到淘汰才對。但是以現實來說，病態人格者並沒有遭遇上述兩種狀況。病態人格者的數量雖然不多，卻仍然在人類社會中維持一定比例。

爲什麼病態人格者能夠在人類社會中維持一定比例呢？

在探尋答案的過程當中，也會涉及解開「人類爲什麼有『心』」這個重大謎題的相關線索。

病態人格者讓人類進化

對於非病態人格者來說，病態人格者的存在相當棘手。

但是病態人格者的存在，卻是人類繁榮所需。以宏觀角度來看，維持一定數量的病態人格者，或許更有利於整個群體生存。

人類誕生於非洲，之後在一段期間內急速擴散至世界各地。祖先們不畏風險，嘗試移居至未知的土地，這些人當中或許也有病態人格者。而大航海時代的探險家，以及美國西部的拓荒者當中，應該也有不知恐懼與不安爲何物的病態人格者。或許正因爲有病態人格者一馬當先、奮勇行動，普通人才會備受鼓舞，追隨他們而去。

戴夫·葛斯曼是美國陸軍士官學校（西點軍校）心理學、軍事社會學教授，他指出「每一百人當中只有一人，能夠在戰場上毫無猶豫地開槍殺敵」。有許多士兵爲在戰場上殺敵、目睹夥伴死傷而罹患創傷後壓力症候群，無法再上戰場。但也有人即便身處戰場，隨時都有可能喪命，仍然毫不猶豫地殺敵；就算看到夥伴死狀悽慘，也不會產生心理負擔。這類人被譽爲勇敢的英雄，同時恐怕也是病態人格者。

凱文·達頓推測，美國載人太空船阿波羅十一號的太空人尼爾·阿姆斯壯或許也是病態人格者。即便面臨阿波羅十一號即將撞擊月球岩地的狀況，阿姆斯壯還是能夠極爲冷靜地做出判斷，最後成功達成人類首次登月的壯舉。

除了登月之外，也有好些情況下，我們會需要這些面對危險不會恐懼不安的人、缺乏同理心的人、能夠隨便說謊的人。

譬如：前往未知的土地探險、處理危險物品、擔任間諜、確保全新的糧食來源、探究原因不明的疾病、進行大手術等等，病態人格者其實有很多能夠造福人類全體的地方。

美國知名認知心理學家史蒂芬・平克（哈佛大學教授）於著作《暴力的人類史》（*The Better Angels of Our Nature: Why Violence Has Declined*）中對人類暴力史有詳盡敘述。他認爲比起現在，過去的人類更加暴力。時代越早，生活周遭越是會出現戰爭、殺人等情形。比起現在，那是一個人類更容易死傷，或是遭受無理對待的環境，或許病態人格者的暴力傾向在當時也相對沒有那麼明顯。打仗時，爲了苟延殘喘，殺人與欺騙等行爲變得相當重要，而這種情形在人類歷史上並不少見。放眼人類歷史，戰亂時代甚至比和平時代更長。

那麼我們就能夠理解，爲何病態人格者的基因未曾消失了。

除此之外，直到近幾十年來，調查犯罪痕跡的技術及科學辦案才獲得急速進步。在那種證言比物證、情況證據來得有力的時代，犯罪後只要巧舌如簧地蒙騙他人，就有很大的可能性可以瞞天過海。在人類史上，有利病態人格者生存的時代維持了很長一段時間。

進一步說，不管是哪個時代，總是有一些普通人難以勝任的工作。這些工作要求性格冷酷，或是要時刻維持冷靜，或是不能因爲他人懇求而信任他人、露出絲毫破綻。病態人格者很適合從事這些工作。

有些工作則是要像神殿巫女那樣，與多名男性締結性關係，並進行神聖不可推翻的預言（雖然這可能是謊話），藉此讓共同體能夠順利運作。以現代的基準來看，這是悖德的亂交行爲，但若是能夠讓包含本人在內的共同體獲利，對當事人來說就沒什麼問題。

不論古今，這世界上都確實存在需要病態人格者的狀況。

「良心」的功用是？

哈佛醫學院心理治療師馬沙．史塔德指出，「良心」存在於「情緒」（情感），而非「行爲」「想法」「認知」當中。雖然她的講法聽起來有些饒舌，但她應該是考慮到人腦各個部位的功能，才會提出上述說法。也就是說，她認爲背後側前額葉皮質負責控制行爲、決定、理性，並不掌管良心；內側前額葉皮質負責掌管自然湧現的愧疚感、心痛，並判斷善惡、美醜等，該部位才有良心存在。

用稍微簡單的話來說，所謂「良心」是「情緒認爲不該做哪些事，以及該做哪些事」，而不是「做了某些事情就代表有良心」，也不是「理性思考覺得某些行爲是好的，就代表有良心」，亦非「當事人認爲這麼做是好的，就代表有良心」。

在前面的篇章我已經說明過，病態人格者有情緒障礙，不安、恐懼等情感較爲薄弱。因此所謂「良心存在於情緒當中」「病態人格者沒有良心」等說法，指的是他們的內側前額葉皮質因爲某些原因而有缺陷。

話說回來，爲什麼人類會有良心，並且對某些事物有眷戀感呢？

爲什麼人類看到某些人受傷會心痛如絞，也無法忍受某些人遭到欺騙呢？

如果所有人類都缺乏愛情、體貼、溫柔、感恩等情感，那麼就算做出病態人格者般脫序的言行，也不會構成任何問題。

換個說法，「良心」其實就是一種「監控自我行爲，並且判斷『是否正確』」的功能。我越想越覺得其中充滿謎團。

幾乎所有人都認爲遵守社會倫理是「理所當然」的事情。而若是有人稍微在言行上質疑這種「理所當然」的事情，往往就會被視爲危險的未爆彈。

雖說如此，若是稍微深究社會倫理存在的意義，卻又會發現其存在的理由充滿謎團。

譬如社會倫理認爲「偷情是禁忌」。但是卻很少有人能夠深入解釋偷情爲什麼不好。因爲感覺不好？爲什麼會感覺不好？爲什麼你覺得不能做讓別人感覺不好的事情？隨著問題逐漸深入，許多人都會陷入迴圈，表示「感覺不好就是感覺不好」。當我們繼續追根究柢地詢問，偷情爲什麼會讓人在生理、心理上感覺不好，又爲什麼不能偷情時，或許有過半的人都會陷入思考中斷的窘境。

病態人格者，也就是「這群沒有良心的人」在人口比例上屬於少數。但是病態人格者卻也是個絕佳的比較對象，能夠讓我們重新省思，人類爲什麼有良心，而良心又是爲何存在。

讀者朋友也試著思考這件事情吧。

「搭便車乘客」與制裁

不可以說謊、不可以欺騙、不可以獨占好處。乍看之下，這些「人們奉行的規則」

對於人類社會的建立來說不可或缺。

但人類爲何會有這些規則呢？

以生物的角度來看，人類以個體而言並不強大。比起其他種生物，人類逃跑速度並不快，肉體也較爲脆弱。人類是透過建立族群，並擁有社會性，才得以發展。

爲了存活，人類必須克服自然環境的變化，並有效地確保糧食來源。

在這種時候，雙親與子女應該要建立親密關係，夥伴之間也要具備緊密連結，才能夠維持群體正常運作。這有益於生存與繁殖。如果不建立族群，生存機率就會急遽下降。這就是人類的特性。

專家學者認爲，唯有十幾代人同心協力地維持族群運作，並進行生產，才能夠逐漸形成維持族群所需的性質。

族群成員都必須爲了族群運作付出一些東西（犧牲）。而這些透過成員付出所得到的資源會被加以運用，得到的報酬也交由全體成員共享。這套做法能夠讓全體族群成員獲利。這就是族群的合作行爲。大家可以想想看，政府使用所徵收的稅金整頓公共設施的方式。

最簡單的案例則是獵人組成團隊，眾人各自分擔一些風險，藉此成功獵捕山豬、野熊等危險而巨大的動物。

但是族群當中卻也有人會鑽漏洞。

這些人沒有付出卻能收割利益。他們有些假裝在工作，其實常常偷懶；有些則是鑽法律漏洞來逃稅。這些寄生於團體以求生存的個體，學術上把他們稱做「搭便車乘客」。

普遍而言，這些「搭便車乘客」都會遭到族群成員的抨擊，或要他們洗心革面，或要他們離開族群。

如果不懲罰這些人，其他族群成員就會認爲「搭便車比較好」，以至於破壞族群合作。

大腦必須促進這類「制裁搭便車乘客的行爲」，藉此維護群體運作，並提高生存機率。在漫長的進化當中，人腦逐漸進化爲會對維持群體的要素感到「快感」、對破壞群體秩序的要素感到「不快」。也就是說，對於人類來說，徹底逼出那些擾亂群體秩序的危險分子，並加以譴責的行爲能夠帶來「快感」，是種正確的行爲。花了數十萬年的時間，上述功能已經在人腦內形成。

時至今日，仍然有許多人對於「背叛」，乃至於破壞群體秩序的行爲相當敏感。

這是因爲在人類歷史上，若是群體中有人要「偷吃步」或是背叛，都會使群體全體陷入危機。網路上有爭議發言時，網友會群起攻擊。這是因爲人類懲罰不守規矩者的機制會瞬間啓動，而若是當事人順從此時產生的衝動付諸行動，就能夠得到巨大的快感。對於大腦來說，這種行爲是「正義」。

但是不論面對多強大的機制，病態人格者都還是能夠透過「鑽漏洞」生存下來。

美國聖本篤學院與聖約翰學院心理學系教授琳達·米莉在〈反社會人格障礙者的社會學·統整而成的進化論模型〉等研究當中，提到了病態人格者是一種易於生存競爭中存活的人格特徵，也就是說，他們天生善於透過說謊來獲得成功，進而讓自身基因得到繁衍。

米莉的研究頗有說服力。畢竟在飢餓時，若是能夠優先思考自身利益，透過搶奪、偷盜等方式取得食物，這種個體自然更容易存活。而若是能夠舌粲蓮花地把多名異性玩弄於股掌之間，即便該個體最後遭到處罰，甚至遭到仇殺，其留下子嗣的機率還是比那些嚴守一夫一妻制的個體來得高。

病態人格者是一種「搭便車乘客」？

如果人類總是單獨行動，而非群居動物的話，病態人格者的存在就會顯得比較自然。那些特地照顧他人的個體，或許會因死亡的可能性較高而無法留下後代。

但是哺乳類是透過母乳養育幼兒，因此母子之間需要建立親密關係；爬蟲類則沒有這種親密關係，母親有時候甚至會把自己的蛋給吃掉。以人類的角度來看，這相當殘忍；但是以爬蟲類的角度來看，這理所當然。

人性天授，人類的性質其實沒有這麼詩意，只不過是具備這些性質的人類較容易存活罷了。譬如剛剛所說的愛情、親情也是如此。愛情、友情、互助合作說來「美好」，但也不過是大腦自己判斷這些性質很「美好」罷了。

人類的親密關係形成並不僅限於母子之間，而是擴及父親、親戚、血脈，甚至是民族。這或許只是因爲重視上述關係的個體較容易生存，得以留下自身基因（不這麼做的個體則難以存活）罷了。

以留下子嗣的角度而言，有良心的個體較容易進行生殖行爲。那種有較高可能性保護伴侶、孩子的異性，對於繁殖面應該會較爲有利。另外，當個體對他人較爲親切，死後其子嗣得到夥伴照顧的可能性也較高。

病態人格者之所以能夠在上述社會中存活，也是因爲人類的社會性實在是堅固而不可動搖。這種反論亦得以成立。人類具備堅若磐石的社會基礎，因此即便多少有搭便車的寄生蟲，也不會損及根本。正因爲如此，病態人格者才能夠苟延殘喘，不至於遭到淘汰。而有的時候，病態人格者甚至會幫助人類社會大幅發展，這也是合理的想法。

於大腦「擴建」的「良心」

人類爲什麼會產生心情與情感呢？

演化心理學說明，這是因爲當人類擁有心情與情感，更容易適應環境。在群體生活當中，生物若是能夠預測「其他個體會如何行動」，就有更高的可能性在群體中存活。也就是說，當個體在行動時能夠假設「其他個體也有心情」，他們做起事來就會更加順利。

誠如第一章（第六十二～六十三頁）所做之說明，所謂「適應」，指的是生物在某個環境下生活、生存、繁殖的過程當中，自然具備型態、生態、行爲等性質一事。而「良心」也不過是「適應」的結果之一。

《病態人格者：冷淡的腦》一書指出，人類的反社會行爲會在十七歲時達到高峰，二十歲以後就會急速減少（但是實際數據也顯示，病態人格者即便邁入中老年，仍然會犯罪）。

大腦報酬系統包含杏仁核，而青少年的報酬系統比成年人更加活躍。因此比起成年人，年輕人更容易被刺激的事物吸引。

除此之外，青少年的前額葉皮質與杏仁核的連結較弱。誠如第二章（第八十頁）所述，病態人格者也具有相同特質。「髓鞘」是脂肪構成的鞘狀物，能夠加快電子信號透過腦部軸突傳遞的速度。此部位必須發育完畢，前額葉皮質與杏仁核才會正常連結，藉此抑制情緒。而青少年的髓鞘還沒有發育完全。

十幾歲後半的青少年性衝動較強，但是前額葉皮質尚未發育完全，也缺乏與杏仁核的連結，因此缺少良心做爲刹車，以至於較容易出現強烈反社會傾向。

前額葉皮質不只能夠起到刹車作用，也能夠進行判斷、控制情感、進行組織性的思考、擬定計畫，乃至於付諸實踐。由於前額葉皮質掌管較高層次的行爲，因此也需要較長時間才能發育完全。

前額葉皮質、杏仁核的連結與良心有關，而此部位的發育較晚，需要等其他在進化過程中絕對必要的原始部位發育完成之後，才會以「擴建」的形式發育完成。也就是說，根據大腦的發育過程，我們可以發現倫理、道德較晚才在人類身上出現。

而良心的概念也會因時代與環境而改變。譬如在打仗時，或是飢荒時，不殺害敵人，或是不「殺人滅口」，反而才是反社會行爲。也有社會把一夫多妻視爲理所當然，只有一位妻子的人反而會被看輕。

「良心」與「社會性」關連緊密。人類的社會性多樣且持續變化，因此社會風氣的基準也一變再變。人類必須後天學習這些變化的部分。

而這部分的學習能力，正是病態人格者與普通人的一大差異。

病態人格者如魚得水的環境

時至今日，地球上還是有易於病態人格者生存的社會。這類社會帶來與既有常識、道德截然不同的觀點。

在巴西亞馬遜流域的南方有個盆地，有一群叫做門都魯古族的原住民在此生活。他們小規模地種植木薯等作物，或是捕魚維生。這個聚落住有幾十戶人家，過去有去敵對部落「出草」的傳統。

據說門都魯古族的社會相當競爭。

生產、採集食物等工作主要由女性負責，而男性所需的特質則包括「雄辯」「不畏懼的勇敢」「擅長戰鬥」等。門都魯古族的男性平常就會誇大其詞、虛張聲勢，藉此彰顯「哥就是一個如此危險的男人」。除此之外，當男性追求女性時，也會虛張聲勢地表示「我們生下小孩的話，我能爲孩子做到這些事情哦」。他們會表現出一副能夠提供豐富資源的樣子，透過撒謊來獲得女性青睞。

但事實上，當門都魯古族的孩童斷奶之後，父母親就幾乎不會給予任何照顧。大人們只肯最低限度地提供孩童生活所需的資源，因此孩童會迅速學會如何自力更生。由於他們生活在食物等資源不虞匱乏的環境，因此即便沒有父母幫助，他們也能夠自立。

另外，門都魯古族的男性很愛「動手」。專家學者發現，他們具有血糖值容易上升的身體特徵。我們可以推測，一旦血糖值容易上升，也就容易做出攻擊行爲，而攻擊性的行爲能夠讓他們處於有利狀況。

除此之外，門都魯古族還有其他令人驚訝的性格特徵。

譬如：缺乏良心、表面假親切、巧舌如簧、缺乏節操、缺乏長期性的人際關係。這是一個在人格面向具備病態人格者特質的人較容易生存的社會。

除此之外，亞諾馬米族是住在巴西、委內瑞拉邊境亞馬遜雨林的原住民，他們與門都魯古族相當類似。有一位名爲拿破崙·沙尼翁的美國人類學家正對亞諾馬米族進行研究。

亞諾馬米族生活在豐沃的土壤上，他們每天只要工作三小時左右，就可以塡飽肚子。

他們很常爭鬥。男性死因有三〇%是暴力糾紛，超過二十五歲的男性更有四四%有殺人經驗。據說殺人的起因往往都是性方面的嫉妒。

除此之外，亞諾馬米族能夠透過殺人提高自己在族群內的地位。

透過殺人而提升地位的男性，以及沒殺過人的男性，前者的平均妻子數爲一·六三人，後者則爲〇·六三人。這是一個殺人者更容易獲得女性青睞的社會。

而在兒女數上，前者平均爲四・九一人，後者則爲一・五九人，也有很大的差距。這些在亞諾馬米族中繁殖適應度較高的男性，果然在特徵上與病態人格者頗爲雷同。

順帶一提，亞諾馬米族是亂婚，而非一夫一妻制。生下孩子的母親可以決定是要撫養這個孩子，還是把孩子殺掉，其他人不能對這位母親的選擇置喙。如果選擇把孩子殺掉，則會將臍帶未掉的嬰兒放在蟻窩，讓大量的白蟻以嬰兒爲食。

而做爲對照組，則有居住於南非喀拉哈里沙漠，以狩獵採集維生的昆族。不同於門都魯古族與亞諾馬米族，昆族生活在食物匱乏的艱辛條件之下，若是不同心協力就難以生活。因此他們會共同前去狩獵，並且平分成果。昆族嚴禁說謊，且奉行一夫一妻制，大家會慎重選擇自身配偶。

另外，除了孩子的父母之外，部落內的其他人也會一起幫忙照顧孩子。做爲門都魯古族的對照組，他們不奉行放任主義，會盡心養育、監督、管理斷奶的孩子。也因爲孩子對雙親的依賴度較高，雙親需要在孩子身上投入大量資源，因此昆族的生育率偏低。昆族是一個徹底奉行互惠共利主義的族群。

現代日本人較習慣昆族的價值觀，但是這並不是人類的普世價值觀。根據生長環境不同，病態人格者的特質有時候反而較爲理想。

病態人格者受歡迎的理由

即便不是門都魯古族這種特殊的社會，根據女性的月經週期，也會有某些時期較有利於男性病態人格者留下子嗣。

媒體在採訪我時，很常問我：「什麼樣的男性較受女性歡迎？」

「受歡迎」的男性分為兩種。

第一種，是看似願意為了養兒育女（養育行為）提供資源的男性。譬如女性在看到男性伸手幫助弱者時，會感到心動。另一方面，當男性成家生子之後，腦部的催產素分泌量會提高，這是一種幫助建立親密關係的賀爾蒙，而與攻擊行為有關的睪固酮濃度則會降低。也就是說，一個原本具有攻擊性的男性，也會在成家之後變得穩重。之所以會這樣，也是因為在養育行為投入資源的做法，會更有利於繁殖吧。

而另一種類型恰恰相反，是那些具備病態人格者要素的男性。根據調查顯示，這類男性更容易獲得與女性交往的經驗。

美國華盛頓大學以一二八名女學生做為實驗對象，結果顯示，當一個男性身上具備「暗黑金三角」（Dark Triad），也就是病態人格、自利、自戀等特質時，外在魅力會較高，較容易得到女性歡迎。普通的男性會恥於誇獎女性，或是因爲緊張而口齒遲鈍。但是病態人格者較不會具有這類不安情緒，因此能夠口齒清晰、自然而然地讚美女性。女性往往就這樣被欺騙，並不會察覺到對方言不由衷。

也常常有媒體朋友問我：「爲什麼會有女性選擇渣男呢？」我可以說，這是因爲「跟渣男在一起較容易成功繁殖」。假如女性會本能地感覺「當自己的孩子擁有強大男性的基因，生存下來的可能性較高」，那麼選擇渣男並不奇怪。

但是有些男性雖然強大，卻缺乏同理心，因此這類男性有可能對女性造成危害。或許女性在選擇這類男性的當下，只判斷容易繁殖成功（孩子生存的機率變高），並沒有想到之後的風險。令人意外的，「家暴男看起來具有魅力」等現象或許也是根源於此。

女性在生理期時容易吸引「渣男」

根據心理學調查，我們可以將受歡迎的男性分爲「看起來會協助養兒育女的類型」與「看起來強大的類型」。而腦科學也的確將男性分爲兩種。

腦下垂體會分泌一種名爲血管加壓素的激素。此激素能夠調整體內的水分，同時也有研究顯示，它與動物的社會形成有關。特別是隨著做爲血管加壓素受體的基因類型不同，有些人天生就較容易與他人建立親近關係，有些人則較不容易。而後者的伴侶較容易不滿，未婚率、離婚率也較高。後者不利於生活在一夫一妻制的社會，但是在亂婚型的社會卻較爲有利。

另一方面，女性也有兩種類型，而不同類型的男女會自行媒合嗎？或是說女性體內有兩種決策系統，有時候會傾向選擇看似願意好好照顧兒女的男性，有時候則傾向於選擇看起來強大的男性？

兩種假設都存在。現在先讓我來介紹後者，也就是「女性會隨著時間、地點而選擇不同男性」的說法吧。

大腦邊緣系統（杏仁核等）是大腦當中的原始部位，會根據直覺性的「快感」

選擇伴侶；而背外側前額葉皮質（DLPFC：進行合理判斷的部位）則會理性地判斷「這個人適合繁殖」，進而選擇伴侶。兩者的選擇並不一定一致。而當事人的生理週期，則會對其決定造成影響。

每個月，女性有兩個時期容易踐踏DLPFC給出的理性答案。也就是說，女性在此時較容易受到渣男吸引。

這兩個時期分別是排卵期的前後三天，以及生理期前的一個禮拜。

在上述時期，女性體內的女性激素（雌激素）濃度會下降，血清素的濃度也會降低。

如此一來，女性容易感到不安、衝動，以至於有較高可能性難以做出冷靜判斷。這正是她們會選擇渣男的原因。

在文明化的現代社會，女性理應毫不猶豫地選擇那些願意協助養兒育女的男性，但是隨著激素平衡變化，女性會傾向進行更爲原始的選擇，而這也是有較高病態人格者傾向的男性，反而更容易得到女性青睞的原因。

日本的社會氛圍不適合病態人格者生存？

日本社會奉行昆族的價值觀。由這點來看，日本人能夠在嚴苛環境下存活下來可說是理所當然。二戰後，日本在數十年的時間內，成長爲世界屈指可數的經濟大國。但是放眼日本歷史，生活如此不虞匱乏的情況恐怕相當罕見。

時至今日，日本在自然災害方面的受損金額仍名列全球前幾名。日本的國土面積僅占全世界的〇．二五％，但是自然災害方面的受損金額卻占了全球約一五％～二〇％。日本備受地震、火山爆發、颱風所造成的水災、氣候變遷所造成的寒害，以及因此發生的飢荒所苦。

所以日本人必須建立強健的群體合作機制。夫妻同心協力，將資源分享給孩子的做法，已經成爲日本社會的普世價值。

病態人格者理應不易出現在這種國家。

順帶一提，我搜尋了日本報章雜誌的資料庫，結果發現直到九〇年代，都還幾乎看不到「病態人格者」一詞。直到一九九五年歐姆眞理教犯下地鐵沙林毒氣事件起，才有部分精神科醫師開始使用這個詞，但是也並不普及。

另一方面，我調查了韓國的新聞報導，發現「病態人格者」一詞很常出現。這並不代表韓國的病態人格者比例較高，而是有人爲了攻擊罪犯或是假想敵，而刻意在他們身上貼標籤。

韓國原本是個傳統的儒家社會，維持群體正常運作的功能也頗爲發達。但是隨著急速的經濟成長，韓國已經逐漸變成一個歡迎利己主義、相互競爭的社會。激烈的考試競爭可說是其冰山一角。

相較於社會與科學技術的變化速度，基因的變化速度可要慢上許多，僅僅一、兩世紀的時間，並不會讓人類對於生理快感、不快的基準大幅改變。

因此即便腦袋裡清楚自己應該要適應這種先下手爲強的生存方式，但是在情感上仍然會難以原諒採取這種做法的人。而中間的落差，或許就是讓韓國人濫用「病態人格者」一詞來攻擊他人、進行團體抨擊的原因吧。

那麼在現代社會中，病態人格者又是怎麼生活的呢？

下一章就讓我們來看看幾個案例吧。

第五章

活在現代的病態人格者

我在前面的章節中，以腦科學的角度向各位解說了病態人格者的特徵。不知各位是否對病態人格者有了大致的印象？

但是生活在現代社會，我們又該如何辨別病態人格者，並與他們保持距離呢？

簡報能力過於優異的人

對於身爲商務人士的讀者來說，最感興趣的問題應該就是「病態人格者是否具備出色的工作能力」了吧。

美國產業心理學家保羅．巴比亞克指出，管理階層的人平均在病態人格測驗中拿到較高分，普通階層的人平均則拿到較低分。換言之，「有不少出人頭地的人都是病態人格者」。

所以病態人格者都具備出色的工作能力囉？各位或許會這麼想，但是事實卻不一定如此。

病態人格者的確具備優異的簡報能力。

他們會說話討對方歡心，藉此巧妙地掌控其心理；反之也會抓住對方弱點，令其動搖。病態人格者極爲擅長這類話術。

除此之外，巴比亞克亦指出，病態人格者善於應對劇烈變化，並以此做爲養分，進而獲得成功。他們追求刺激，因此紊亂不堪的組織會給予他們刺激，進而毫不猶豫地實施大膽的變革。不僅如此，他們會趁亂做出違規行爲，同時不易被發現，因此他們能夠在非常時期大展拳腳。

另一方面，病態人格者並不擅長經營管理，以及團隊合作。

他們做人不誠實，而且被批評也不會感到羞愧。因此他們會毫不在意地在工作上拖延，或是不遵守規定。他們做人衝動，不擅長需要細心處理的工作，以及需要協調、耐心等特質的團隊合作。他們口齒伶俐，在組織裡的存在感很強，但仔細一看，他們的業績往往意外地低。

也就是說，病態人格者當中有不少人只會出一張嘴，無法腳踏實地。巴比亞克指出，組織裡的其他人往往到後來才發現，病態人格者的工作能力大大違背原先期待。

雖然有不少病態人格者只會空口說白話，卻也有具備創業家特質的「成功的病態人格者」。因爲他們有能力一腳踏進具有風險的領域，並且善於引人入勝地闡述自身的靈感與願景。

譬如賈伯斯是蘋果電腦（現在的蘋果）的共同創辦人，我就認爲他或許是全世界最爲洗鍊的「成功的病態人格者」。

他並不具備卓越的電腦知識，同時也缺乏設計或其他實用的商務技能，但是卻憑藉天才橫溢的簡報能力以及斡旋手腕獲得世人青睞。在他所展示的願景當中，世人看到了比商品實際功能更重要的某些元素。仔細說來，就是他擄獲了世人的心。常有人說，賈伯斯自帶一股「扭曲現實的氣場」，讓大家都對他的說法深信不疑。

另一方面，他也非常不留情面地對待蘋果的前任技術人員，乃至於自己的老婆。他會毫不吝嗇地誇獎具有利用價值的人，藉此貼近彼此關係；但是對於沒有利用價值的人，或是與自身對立的人，他則會言詞鋒銳地加以攻擊。他的交友圈一變再變，許多老友都被他棄如敝屣。

當賈伯斯還是一名年輕的小工程師時，有次無法完成交辦事項，因此偷偷請自己的朋友沃茲尼克（蘋果共同創辦人）幫忙。沃茲尼克完成了困難的工作，而賈伯斯則從業主手中拿到高達五千美元的報酬。但是賈伯斯竟謊稱報酬只有七百美元，只交給沃茲尼克三百五十美元，剩下的錢全都放進自己口袋。

在蘋果獲得成功之後，組織逐漸變大，日常業務也越變越多。繁瑣的行政作業、勞務管理、扎實的人際關係建立等事項變得越發重要。但或許是賈伯斯與組織格格不入，因此他在這時遭到蘋果掃地出門。後來當蘋果陷入危機時，又再次需要賈伯斯的能力。

矽谷創業家所需要的特質，與病態人格者的某些特質不謀而合。

巴比亞克整理出「假扮爲創業家的病態人格者」具有以下三種特質，讓人一目了然。

第一，他們會因爲變化而興奮不已，時刻追求刺激，因此喜歡身處不斷改變的狀況。

第二，病態人格者是徹頭徹尾的「規則破壞者」，因此他們容易習慣自由的公司風氣。當組織對生硬而冰冷的規則不屑一顧，願意靈活地進行決策時，他們就會加以利用。

第三，病態人格者擅長利用他人，因此他們相當適合從事管理職這種比起個人能力，更需要指揮能力的工作。當他們身處變化劇烈的產業或是地區時，只要運氣夠好，就能夠在露出馬腳之前，不斷邁向更好的狀況或獲得更好的職位。

即便身處混亂不已的狀況，當周遭眾人因無法靈活因應全新的商業模式而加以抗拒時，病態人格者仍可以保持冷靜。即便大家都喪失自信，病態人格者仍能夠自信滿滿。相信不少人會對此給予正面評價。

考慮到病態人格者具備上述特質，我們不得不說企業徵才、大學入學過度重視面試的做法有失公平。由於病態人格者極具魅力，同時能夠堂而皇之地對談，因此順利通過這類考試的有很大的可能性會是病態人格者。

同樣的，陪審員制度讓法律外行人協助判案，考量到病態人格者善於狡辯，這可說是個極其危險的司法制度。

經歷與頭銜過於華麗的人

偶像、政治人物謊報經歷的事件常常發生。

我清楚地記得，有位日本名嘴（此人自稱是顧問）明明曾在臉部動刀，卻假裝成是混血兒，最後遭到爆料。

我雖然不能斷定這些人都是病態人格者，但是爲了自保，各位或許該知道，有些病態人格者非常了解經歷與頭銜能夠幫助他們有效地蒙騙、利用他人。

我曾經是國際門薩的會員，我認爲其中也有病態人格者存在。門薩的宗旨是「只有智商在人口前二％者才能入會」。因此有不少人抱持「門薩會員等於天才」的印象。

但只不過是每五十人就有一人的智商程度，要說是天才，其實有些言過其實。而且考試內容只要事前加以練習，也就能考得還不錯。

我發現有不少門薩會員本身的能力其實乏善可陳，只是爲了鍍金而設法進入門薩，因爲他們知道「大家都認爲門薩會員的腦袋很好」。而這也是我選擇離開門薩的原因之一。

這世界上有不少學校、團體其實不難進入，但是在外人眼中看來，光是身爲其中一員，就是智慧、實績的象徵。

也有些只要付錢就能夠加入的學會。另外我也聽過名人在經歷上提到曾「任職」於某知名企業，結果其實只是實習，或是負責跟打工仔沒兩樣的雜務罷了。

主婦同溫層的頭頭、黑心企業的經營者

我們身邊有不少人會創立可供自身榨取利益的團體，並且君臨其中。譬如有女性會在與其他女性家長組成的團體中排出地位高低，並刻意讓其他成員互相猜忌，進而當上主婦小圈圈的領袖。

她們樂於扮演「友善的協助者」，以一副熱心助人的姿態接近新加入的女性。在收到新成員的資訊之後，她們就會召集其他成員，私下批評這位不在場的新成員。她們會改變攻擊對象，不斷重複上述行為。譬如搬弄是非地表示「某某人之前說過妳的壞話耶」，或是公然抨擊特定對象，進而挑起眾人的恐懼與不安，如此一來，她們就可以隨心所欲地控制整個團體。

而所謂「黑心企業」的經營者與幹部也是如此。

黑心企業的徵才大門看起來並不黑心，他們往往裝成一副大方接受求職者，並且予以協助的姿態。求職者因此產生錯覺，認為該公司願意認同自己，於是選擇成為公司一員。

但是等到進入該公司之後，對方就會態度大變。透過「我對你有很高的期待，

可是你卻連這種事情都做不到，再加把勁吧！」「有人把你講得很難聽哦，你都不會不甘心嗎？」等說詞讓員工動搖，進而掀起員工間的不安與過度競爭。有時候則會以激昂的言行令員工感到恐懼，譬如以「你再繼續這副樣子，換工作也沒人要你啦」等說詞來傷害其自尊心。黑心企業會透過上述方法斬斷員工的退路，並以少量的獎賞與大量的懲罰來迫使員工超時工作，或是扛下嚴苛的業績目標。在持續強迫員工絕對服從的做法之下，員工也會逐漸對上司言聽計從。

也有新興宗教團體在組織階級上奉行權威主義，或是讓信眾相互監視、相互競爭等。而大學的研究室等封閉環境下，也很容易出現類似案例。

羅伯特．海爾指出，病態人格者特別喜歡利用那些從事助人職業、情感纖細的人的善意，譬如：護士、社福人員、諮商師等。對於病態人格者來說，這些人會對陷入困境的人伸出援手、貢獻心力，因此相當容易趁虛而入、加以利用。

越是具備自我犧牲的美德，越是容易被病態人格者盯上。

透過爭議發言帶風向的網路紅人和酸民

加拿大曼尼托巴大學的研究團隊進行了一場對象達一二一五名的調查，結果顯示病態人格者有常常在網路上當「酸民」的傾向。

除此之外，比利時安特衛普大學的研究團隊以三二四名年紀落在十四至十八歲的青少年為對象進行調查，結果顯示病態人格者有在臉書上攻擊他人、散布惡意謠言、假扮他人、上傳色情照、孤立或霸凌他人等傾向。

病態人格者有個強項，那就是遭受批評也不痛不癢。

因此即便自身的爭議發言、挑釁言行在網路上釀成軒然大波，他們也會繼續自行其是，毫不記取教訓。在那些擁有固定支持者的部落客當中，也有頗高的機率混有病態人格者。他們喜歡煽動、激怒他人，並透過有爭議的方式引人關注，從中獲得快感。無論毀譽，只要自身言行能夠引發話題、增加點擊數，他們就能獲得收入。而且無論網路上的抨擊多麼猛烈，也不至於有被捕或是危及生命的風險，對於在生活中追求刺激的病態人格者來說，可真是再適合不過的買賣了。

不必贅言，我們毋須認真對待這種人的發言。由於他們的大腦無法擁有長期願景，因此無法，甚至不願爲自己的言行負責。如果對他們的發言深信不疑，可就蠢得無可救藥了。我們只要稍加觀察就可以發現，當原本的支持者終於受不了他們朝三暮四的態度，而選擇離開時，又會有另一批什麼都不知道的人被騙來。上述循環不斷重複。

令人驚訝的是，有時即便假面具完全被揭穿，他們仍然會有不少支持者，就宛如虔誠的信徒一般。這或許也是病態人格者才能做到的收買人心技能呢。

宅男社團裡裝清純魅惑人心的「綠茶婊」

研究普遍認爲，病態人格者幾乎爲男性，少有女性。但是在我們的日常生活中，仍然存在著一些有病態人格疑慮的女性案例。

在日本年輕人的圈子當中，會將某類女生歸類爲「宅男社團裡的公主」「社團破壞者」。所謂「宅男社團」，泛指漫畫研究社或是動畫同好社等宅系社團，成員大多是不善與女性相處的宅男。但是有時候也會有那種看似清新脫俗，容易受到處男喜歡的女生加入。在這種男女比懸殊的環境下，她們自然備受歡迎，具有公主般的崇高地位。

而所謂「社團破壞者」，則是指那種與多名男性團員發生肉體關係，乃至於精神依存關係，致使社團團員出現摩擦，最後甚至分崩離析的女性團員。

「宅男社團裡的公主」並不等於「社團破壞者」，但是兩者都善於討不善社交的男性歡心，從中獲取各種好處（有時或許就是在「公主」路線失敗後，她們才會轉變爲「社團破壞者」呢）。

除了社團之外，理工科研究室等陽盛陰衰的環境也很常會混入這類女性。

她們若不是假裝清純卻別有心機的「綠茶婊」，就是眞的自以爲清純，總是會用若即若離的態度撩動許多男性的內心。有時也會有混亂的肉體關係。而當被揭穿時，她們反而會巧妙地假扮成受害者，將責任轉嫁給男方，口吐「我其實喜歡A男，但是B男他強迫我啊……」等挑撥離間的話語，最後導致團體裡的人際關係分崩離析。

宅男社團裡的公主、社團破壞者深知示人以弱的好處，因此總是樂於扮演弱者，藉此吸引獵物上鉤。她們巧扮一副小鳥依人的柔弱樣貌，總是能屢試不爽，讓工具人趨之若鶩。

有時候她們的目的是騙取金錢、物品等等，從受害者身上獲得各種好處；有時候則是單純喜歡把男生耍得團團轉。她們的手法類似某些詐騙招數，像婚姻詐欺或是身分詐欺，都是先向被害者傾訴自己在金錢面的弱勢，希望受害者協助，進而從對方手中騙取大量金錢。而本文的公主與社團破壞者的手法則是上述手法的弱化版，還不至於構成犯罪。由於她們刻意向受害者暴露自身弱點與缺點，因此對方總是會對其話語盡信不疑。她們乍看手無縛雞之力，所作所爲卻無異於惡劣的詐欺犯。

這可說是女性病態人格者特有的行爲。她們的信條是「自己能活得滋潤就好」，做法又不同於男性病態人格者所進行的殺人，乃至於徹底的壓榨行爲。

她是病態人格者，還是人格障礙？

女性病態人格者善於利用人們無法攻擊「弱女子」「流淚女子」的約定俗成，在遭受批評時扮演成受害者，讓批評她們的人彷彿罪大惡極。

精神科醫師海維．克萊克利是病態人格者研究的先驅，他指出病態人格者的情緒幾乎不會低落到選擇自殺，但有時候會將「我要自殺」等語句掛在嘴邊做爲要脅，展現巧妙的演技。之後也有調查結果顯示，病態人格者雖然會傷害自己（或是被診斷爲「有自殘癖」「曾經自殺未遂」等），但卻很少會因此死亡。

各位或許應該多加警戒那些誇大其辭，動不動把「你再不幫我，我就只好去死了」等語句掛在嘴邊，或是割腕給你看的女性。

羅伯特．海爾與保羅．巴比亞克推測，女性病態人格者之所以比較少，是因爲以下理由：針對具有自我中心、利己、缺乏責任感、欺騙他人等特質的男性，精神科醫師通常都會診斷爲「病態人格者」；但是針對具有相同特質的女性，卻可能診斷爲「戲劇性人格障礙」「自愛型人格障礙」「邊緣型人格障礙」等，做出與男性不同的診斷。除此之外，他們也指出，醫師往往先入爲主地認爲「病態人格者具有強壯、富支配欲、具有攻擊性等特質」「女性並不具備這些特質」，以至於沒能找出女性病態人格者。

除此之外，男性與女性會在不同的情況下動用暴力、露出本性，這或許也是女性病態人格者較少的理由之一。

維吉尼亞大學心理學教授J．摩納漢、P．羅賓斯、E．席巴等人在二〇〇三年發表了一項研究結果，其中指出，當精神病患者住進精神病院之後，男性患者與女性患者出現暴力行爲的比例並無二致。不過相較於男性，女性有家暴的傾向，但不會讓家人受重傷，動用暴力後遭到逮捕的情形也較爲少見。

美國國家衛生研究所的研究員萊茲．高斯登等人在一九九六年進行了一項研究，結果顯示相較於罹患反社會人格障礙的男性，女性患者會成爲更不負責任的家長，她們會有賣春，乃至於對性伴侶、孩童暴力相向等行爲。恐怕也因爲相較於男性病態人格者，女性病態人格者往往會以私生活領域做爲攻擊對象，譬如家庭、家人、情人等，因此較不容易被發現（不易受到告發、舉報）。

而女性病態人格者的內在雖然與男性病態人格者並無二致，但是卻善於裝出正在反省的樣子，讓他人誤以爲她們會改掉那些不好的行爲，因此她們並不醒目。這可能也是女性病態人格者較少的理由之一。

時值一九九七年，阿拉巴馬大學的心理學家藍道．謝爾金以女性罪犯爲對象進行了一項調查，結果顯示女性病態人格者在進行自我宣告時，拒絕接受治療的比例較男性爲低。

但是根據華盛頓大學的Ｈ．Ｊ．理查德等學者在二〇〇三年所發表的論文指出，在實際接受治療時，女性病態人格者仍然會有不願配合、出席率低等傾向。女性的病態人格者不會直接擺出一副抗拒的態度，表面會裝得積極配合，但是實際上仍然顯得我行我素。

邪教教主的擁護者為何無法醒悟？

除了病態人格者本身之外，其受害者亦令人玩味。不知道爲什麼，即便病態人格者的謊言、開放的性關係完全曝光之後，仍然有不少人願意繼續相信、支持他們。即便已經知道自己是個遭到蒙騙的犧牲者，他們仍願意相信對方。各位不覺得這很不可思議嗎？

事實上，人類的大腦會因爲「相信他人而感到舒適」。這或許也可說是人類賴以建立、維持群體的功能之一。

人類的大腦有個特徵，就是會在進行判斷時感到負擔、痛苦。這稱做「認知負荷」。

另外也有一個稱做「認知失調」的現象。當人類在認知上出現矛盾，即會感到不快（糾結），而爲了消除心中的矛盾，就會自己找藉口。簡單說來，一旦大腦誤以爲某件事是「正確的」，即便之後有人提出證據證明該件事是「錯誤的」，大腦仍然會「找藉口」，設法忽視該錯誤。

當大腦相信一件事情之後，若盡信不疑、避免自己做決策，便能使大腦免於負擔，當事人也樂得輕鬆。譬如有科學證據顯示，相較於無神論者，有宗教信仰者的幸福度較高；即便信奉的是邪教，仍是有信仰的人比較幸福。人類的本質並不會改變。

勸戒當事人「不要執迷不悟」「快醒醒」眞的是爲當事人好嗎？這是個令人苦惱的問題。人類的一生並非無窮無盡，我們的時間都有限。當我們對某個宗教深信不疑，將有限的金錢、時間投入其中，之後卻要加以否定，不是太過殘酷了嗎？如果說深信不疑是幸福，那麼究竟何者才是幸福呢？這可眞是一個難題。

我們可以說，病態人格者巧妙地掌握人類認知上的安全漏洞，藉此求生存。

隨著網路社會的發展，普通人也擁有強力的檢查手段，能夠追溯他人的過往經歷與言行，因此正常來說，受騙上當的機率理應降低許多。

但是網路社會卻也有另一層面向。網路是個強大的曝光途徑，同時也能夠將頻率相同的人即時連結在一起。無論抱持多麼荒唐的言論，或是不願承認自己受騙上當，都可以透過網路找到頻率相同的人，形成團體。而在這類團體當中，成員會因爲彼此的存在而得到安心感，進而忽視來自外界的聲音，逐漸成爲更死忠的信徒。

在上述環境中，當病態人格者以指導者的身分，主張自己是遭到外界毀謗的受害者，就會有一定數量的信徒對此深信不疑。

我們可以說，一旦病態人格者建立起用以壓榨信徒的宗教體系、粉絲社團，此時無論外界如何抨擊，也很難完全令其土崩瓦解。

老人被「黑寡婦特攻隊」蒙騙的理由

年齡也是一大要素。人類的大腦有隨著年齡漸長而降低警戒心的傾向。人類的多巴胺分泌量會在邁入中老年後逐漸減少。雖然這具有正面效益，能讓當事人顯得穩重，但是在另一方面也會造成負面影響：當事人在前額葉皮質運作，以及自己做出決策時，比較不容易感到快樂。

質疑他人會造成認知負荷，也就是說，這是一種會對大腦造成較大負荷的行爲——由於迫使大腦數個部位需要同時運作，因此會導致大腦疲勞。隨著多巴胺分泌量減少，大腦會逐漸進入一種「多一事不如少一事」的狀態，因此不會積極進行那些會讓大腦疲勞的行爲。也就是說，比起進行複雜的思考，大腦在此時更傾向於「隨遇而安」。

女性病態人格者當中有許多「老頭殺手」，她們往往會鎖定某個年齡以上的男性做爲目標。最爲典型的就是「黑寡婦特攻隊」了。她們將身家豐厚的高齡男性玩弄在指掌之間，盡可能令其苟延殘喘以榨取剩餘價值，最後連遺產也要吃乾抹盡。

說到底，女性比較會警戒主動接近自己的男性，而男性則比較不會提防主動接近自己的女性。這是因爲性行爲的後果並不相同。若是有個萬一，男性只要拍拍屁股走人就行，女性卻要背負懷孕、生產的重責大任，因此一旦與對方建立深厚關係，就很難脫身了。也因爲上述的不對等關係，男性對異性關係總是抱持較爲樂觀的態度。這也導致男性很容易被不懷好意的女性病態人格者蒙騙。

可以跟病態人格者談戀愛嗎？

諸如「宅男社團的公主」「黑寡婦特攻隊」等等，女性病態人格者的類型五花八門，那我們是否能以病態人格者做爲交往對象呢？

病態人格者也有男女情愛、性快感、欲望等。由於他們的杏仁核功能低落，因此性欲會更加強烈。誠如第一章的介紹，他們也會因爲孤獨而感到煩惱。但是他們卻很難以家人、伴侶的身分，與他人建立長期的信賴關係。

德州大學與德州理工大學以八八四名年紀在十八至七十四歲的男女爲對象，調查其病態人格程度與出軌行爲的關連性。結果顯示，病態人格傾向與出軌有正相關。進一步說來，由於病態人格者重視短期的利害關係，戀情常常以失敗收場，使得他們也較容易有一夜情。

西雪梨大學的彼得．喬納森在其二〇〇三年的研究論文指出，在非病態人格者眼中，病態人格者雖是頗具魅力的「一夜情對象」，卻並不適合「建立長期關係」。相較之下，女性病態人格者偏好選擇同爲病態人格者的男性做爲短期，乃至於長期伴侶。

而男性病態人格者在短期關係中來者不拒，但是偏好選擇女性病態人格者做爲長期伴侶。

根據上述結果，我們可以推測出「病態人格者需要能帶給自己刺激的對象，才能獲得滿足」的可能性。也就是說，病態人格者與病態人格者會是兩情相悅，但是彼此出軌的可能性也較高。

那麼另一半出軌時，病態人格者又會怎麼做呢？

二〇一四年，加拿大卡加里大學的拉斯穆森等學者發表了一篇研究論文，當中調查了病態人格者在「發現另一半出軌時」會有何反應。

結果發現，他們有較高的傾向認為自己只要加以報復，對方就會回心轉意。

我認為該結果與第一章所介紹的「最後通牒遊戲」（兩個人分配一萬元時，病態人格者即使面對不公平的分配比例，還是會選擇得到一塊錢，而不是什麼都沒拿）相互矛盾。

但是羅伯特・海爾認為，病態人格者之所以設法維持自己與配偶、兒女間的關係，是因為他們把家庭也視為自己的「所有物」，就像是家電、汽車一樣。當他們的「所有物」被搶走時，他們就會設法還以顏色，藉此搶回所有權。他們會因為失去所有物而感到憤怒，但是不會因此感到悲傷，或是認為自己該負責。

冷靜想來，復仇是高風險的行為。對方有可能以牙還牙，而暴力相向、惡言以對也可能遭到法律（社會）制裁。

不過研究也顯示，病態人格者容易輕視「來自復仇對象的復仇」，以及自身攻擊所導致的摩擦。他們有較高的傾向會選擇懲罰出軌對象，對復仇付諸實踐。病態人格者可以允許自己出軌，但是卻不能允許伴侶出軌。

二〇一四年加拿大西安大略大學的研究團隊發表的研究論文，指出病態人格者很常用言語詆毀伴侶的出軌對象。

相信讀到這裡，有些人可能會產生「我搞不好也是病態人格者？」或是「我的朋友、家人當中疑似有人是病態人格者」等疑問。

那麼如果你本人，或是你的親朋好友眞的是病態人格者，又該如何是好呢？

最後一章我想要對此稍做探討。

第六章

致可能也是病態人格者的你

可以自行診斷是否為病態人格者嗎？

當我們產生「自己搞不好是病態人格者」「家人搞不好是病態人格者」等懷疑時，該如何是好呢？

在病態人格者的判定上，會請專家（精神科醫師、心理學家）根據客觀指標進行判定。基本上，外行人想要診斷他人是否爲病態人格者，或是想要自行診斷，都是困難重重。

但若只是想要推測是否有病態人格者的「可能性」，卻也有不少資料可供參考。

譬如：羅伯特・海爾的修訂版病態人格診斷表「PCL-R」，以及美國精神醫學會所編撰之《精神疾病診斷與統計手冊》（DSM-5）所介紹的反社會人格障礙診斷基準、心理學家凱文・達頓的自我診斷表等。

PCL-R的項目如下頁所示。

PCL-R 診斷表

人際面向	巧舌如簧、富外在魅力
	誇大的自我價值觀
	病態說謊
	愛騙人、操弄他人
情感面向	缺乏良心譴責、罪惡感
	情感淡薄
	冷淡而缺乏同理心
	不願對自身行為負責
生活面向	追求刺激、容易感到厭倦
	不事生產
	缺乏現實目標、長期目標
	衝動行事
	缺乏責任感
	性觀念開放
反社會面向	無法控制自身行為
	幼年期即有問題行為
	少年期即有問題行為
	假釋遭到取消
	有大量前科
	有數段婚姻關係

PCL-R的診斷方法

前頁每個項目都可根據吻合度而得到〇～二分。

成年人得分超過三十分則爲病態人格者，低於二十分則不是病態人格者。而針對孩童的病態人格者，並沒有明確的診斷基準，但是普遍認爲二十七分爲切點（cutoff point，檢查上分出陽性、陰性的數值）。

明顯爲病態人格者的罪犯在每個面向都會得到高分，而普通人在每個面向則都得到低分。

但是從這些診斷項目可以發現，海爾的診斷基準，是以病態人格者身爲罪犯做爲前提，此一特徵也受到抨擊。

話說回來，海爾自己也發現，當他將病態人格者的特性分爲四個面向（人際、情感、生活、反社會）時，其中有些病態人格者並沒有在所有面向都得到高分。

於是海爾進一步將病態人格者分爲「標準型」「操縱型」「男性型」。

三種類型的病態人格者在情感面都具有相同特徵（情感淡薄、缺乏同理心、缺乏罪惡感、缺乏良心譴責），除此之外，每種類型都各有不同。

「標準型」在各個面向的得分都頗高。

「操縱型」在人際關係面向與情感面向得分較高，但是在生活面向與反社會面向得分較低。他們不易衝動，也沒有反社會性。他們就是本書當中所提到的「成功的病態人格者」「勝利組病態人格者」。

譬如專家學者認爲，美國聯邦調查局（ＦＢＩ）的探員中，存在著沒有前科的「準病態人格者」（具有「成功的病態人格者」特質），他們具有缺乏同理心的特質。他們野心勃勃，且充滿優越感與特權意識，對於那些無利可圖的人，他們顯得無禮而冷淡，缺乏人類應有的情感。ＦＢＩ探員就像變色龍一樣千變萬化，既能輕易接近目標，與其建立親近關係，也能夠毫不在乎地反過來利用、背叛對方。

「男性型」在情感、生活、反社會等面向的得分較高，但是人際關係的得分較低。這類型的病態人格者有富攻擊性、喜歡欺負弱者，以至於擁有令周遭感到不快的傾向。不同於其他類型的病態人格者，這類型的病態人格者缺乏表面魅力，也不太會操控他人，或是應該說他們本來就不具備此能力。比起坐而言，他們更偏向起而行。他們會設法透過威嚇性的態度、騷擾、恐懼感來支配他人，而每當事情不順時，他們總會把責任推得一乾二淨。明明自己總是不守規矩與禮儀，卻會斤斤計較地指責他人。

他們之中有不少人升遷無望，在不重要的部門擔任管理職，總是以囂張跋扈的態度對待下屬。他們性格暴躁，容易勃然大怒，但是沒多久就忘得一乾二淨，一副什麼事情都沒有的樣子。

各位是否也認識這種人呢？

海爾的診斷表是個優秀的預測材料，有助於判斷當事人是否可能再犯，以及其犯行的嚴重性等。但是誠如前面一再提到的，並非所有人都可以輕易透過此診斷表自行進行病態人格者診斷。特別是有專家學者指出，病態人格者自我診斷很容易出錯。

除此之外，PCL–R並沒有特定的問題項目。也就是說，根據實施診斷者（精神科醫師）不同，問題項目也會有所差異。此外也有人指出，在對各項目進行評分時，實施診斷者常常沒有留下紀錄。這點也受到批評。

而PCL–R對於病態人格者的一大特徵，也就是「缺乏不安情緒」這點，完全沒有提及。威斯康辛大學的心理學教授約瑟・紐曼指出，PCL–R有無法測量當事人是否缺乏不安情緒的一大缺點。

DSM-5所列出的診斷基準

DSM-5診斷中並沒有關於病態人格者的相關敘述。在精神醫學領域，只有「反社會人格障礙」這項診斷基準，而沒有所謂的病態人格。各位只要把兩者畫上等號即可。診斷基準如下：

A **患者從十五歲起，對他人權益不尊重及侵犯的廣泛模式，表現於下列情況中三項以上。**

①無法符合社會規範對守法的要求，而做出反覆遭逮捕的行爲。
②欺騙、虛僞、說謊。
③行事衝動或無法事先計畫。
④易怒且具攻擊性，一再打架或使用暴力。
⑤做事魯莽，不考慮自己或他人的安全。
⑥持續的無責任感，無法維持經久工作或信守金錢上的義務。
⑦缺乏懊悔心，對傷害、虐待他人或竊取別人財物覺得無所謂或將其合理化。

B　患者目前年齡至少十八歲。

C　患者在十五歲前有行爲規範障礙（與年齡不符的反社會行爲、無視或是侵犯他人基本人權的障礙）的證據。

D　並非僅因爲正在治療思覺失調障礙、雙極性疾患（躁鬱與憂鬱並存的精神狀態）而出現反社會行爲。

在做出診斷時，患者必須吻合診斷基準A，以及診斷基準C「患者在十五歲前有行爲規範障礙」才行。只有精神科醫師與鑑識科學家才能夠進行診斷。

凱文·達頓的自我診斷表

達頓則提出了一份稍微非正式的自我診斷表，並非以診斷罪犯做爲前提。或許我們也可以說，這是一份專門爲找出「成功的病態人格者」的自我診斷表。

請各位看下頁的診斷表。

凱文·達頓的自我診斷表

01 幾乎不事先計畫，兵來將擋水來土掩的類型。

02 認為只要不東窗事發，就可以出軌。

03 有更好玩的計畫時，就會取消已經訂好的約會。

04 看到動物受傷、受苦時，完全沒有感覺。

05 對飆車、雲霄飛車、跳傘有興趣。

06 為了獲得自己想要的東西，可以把他人做為踏腳石。

07 我具有說服力，能夠讓他人照著自身期望做事。

08 決斷速度快，適合從事危險的工作。

09 即便其他人快要被壓力壓垮，我仍然能夠沉著以對。

10 如果我成功欺騙某人，那也是錯在他太好騙。

11 當事物進展不如預期，大多都是別人的錯，而不是我的錯。

以上問題可各得 0 至 3 分，取總分。

0 分 「完全不符合」

1 分 「不符合」

2 分 「稍微符合」

3 分 「符合」

此診斷的平均分數爲十八至二十二分，二十九至三十三分則極其少見。這類人有病態人格的疑慮。

有關於其他種自我診斷表，則包括已經完成統計問題的利文森病態人格自評量表（Levenson Self-Report Psychopathy Scale，LSRP）。各位可以前往 http://personality-testing.info 參閱詳細資訊。

病態人格是否可以治療？

那麼當我們懷疑自己是病態人格者（或是得到醫師診斷爲病態人格者）時，如果希望加以治療，又該怎麼做呢？

話說回來，病態人格眞的可以治療嗎？

一九六〇年代，加拿大精神科醫師兼「兒童虐待防治協會」創辦人艾略特·巴克提出一個論點，認爲「病態人格者表面正常，但是內心卻潛藏著瘋狂。所謂治療就是讓他們直接把瘋狂的一面展現出來」。於是他請病態人格者們進入一個名爲「綜合邂逅膠囊」（Total Encounter Capsule）的小房間，大家於其中全裸並服用大量迷幻藥

（ＬＳＤ），互相吐露心聲、確認彼此關係、流淚等等。這是一種「療程」。

但是後續追蹤卻顯示，曾參加此療程的病態人格者，之後的再犯率卻更加惡化。因爲他們在此療程中學會「如何有效地假裝自己具有同理心，並且騙倒對方」。各種針對病態人格者的療程幾乎都以失敗告終。

一九七〇年代，學界針對「眞的沒有任何治療能夠有效治好病態人格者嗎？」此一議題的爭論越演越烈。

美國犯罪學家羅伯特．馬丁松檢閱了兩百多篇與犯罪者治療實務有關的論文之後，下了「病態人格者無法治療」的結論。

讀了馬丁松的報告之後，美國刑事司法有判刑加重的傾向，但是之後卻也發現，判刑加重對犯罪幾乎沒有抑制力。

另一方面，之後也有人發現，馬丁松的論文其實大有問題。因爲其實只要將所使用的心理療法限定爲特定種類，就能夠預防近半數的病態人格者再犯。

話說回來，心理療法大致可以分爲三種。

也就是「精神分析心理療法」「人類學心理療法」「認知行爲療法」。

誠如前面所述，精神分析心理療法缺乏科學佐證（第一一七頁）。

人類學心理療法的基礎是人本主義心理學（以自我實踐等正面價值觀爲主體的心理學），諸如：美國臨床心理學家卡爾．羅傑斯所提倡的「個人中心療法」（Person-Centered Therapy）、德國精神醫學家弗里茨．皮爾斯所提倡的「完形治療法」（Gestalt Therapy）等都屬於人類學心理療法。

精神分析與人類學心理療法在日本擁有眾多支持者，但是只有認知行爲療法的犯罪抑制效果得到了證實。

認知行爲療法這種心理療法直接作用於患者的待人處事、思考邏輯（認知面），進而讓患者的言行舉止（行爲）出現變化。

但是進行認知行爲療法等心理療法時，前提是患者本身是否有感到不安、痛苦等情緒，這是一個出發點。而病態人格者本來就沒有「不安」的情緒，也就沒有所謂的出發點了。而且他們也拒絕改變自己的行爲。他們只不過是爲了討那些能左右自身刑期的人，譬如法官的歡心（假裝自己已經悔改），才選擇參加療程。

在團體療程當中，病態人格者可怕的特質有機會大加發揮。他們大言不慚的態度可能會對包含工作人員的全體參加者造成負面影響。病態人格者善於看穿他人弱點，藉此加以操弄，而團體諮商可說是讓他們磨練此能力的良機。這就是病態人格者難以治療的理由。

海爾與史蒂芬・C・P・黃（加拿大矯正局精神醫療中心研究部長）合著《病態人格者療程手冊》（*Guidelines for a Psychopathy Treatment Program*）一書，當中列舉幾種對病態人格者無效的介入（治療）方式：

- 針對在教育背景、工作背景方面沒有問題之罪犯，設法提升其學歷與職能。
- 設法治療與暴力行為、犯罪行為無關的不安與抑鬱。
- 設法治療自我評價低落等模糊的訴求。

有效的療程？

但是也有大量佐證顯示，若是能仔細規畫矯正療程，並加以實施，就能夠減少病態人格者的再犯率。

海爾與C・P・黃指出，有效的療程是「對所有罪犯有效療程的強化版」。具體內容包括：

・藥物與酒精濫用預防措施。

・破壞患者的反社會思想與價值觀，令其觀察模範人物的動作與舉止，修正過往的不當行爲，藉此達到改善問題行爲、治療障礙等效果，進而促成患者進行助人、積極待人等行爲（正向社會行爲）。

・進行認知行爲療程，譬如透過面試等方式建立患者參加療程的動機。

海爾等人主張「治療病態人格者的目的在於減少其暴力行爲，而不是改變其人格與表面行爲」。他們認爲無法從根本面改變病態人格者的倫理觀與道德觀，眞正需要的是鎖定那些與暴力、破壞行爲有直接關係的風險因子，並加以介入（治療）。那具體又該怎麼做呢？

譬如當病態人格者在認知上有所偏差，認爲「周遭的人對自己抱持惡意」，因此促使他們付諸暴力時，在治療上就該鎖定此認知偏差，並加以改善，藉此減少其引發暴力事件的風險。

但這套方法也沒有被所有專家學者接受。誠如前面所述，亦有某些研究質疑認知行爲療法對病態人格者的療效。最近似乎也有幾個與認知行爲療法有關的亮眼成果和全新嘗試。

廣島大學副教授杉浦義典是異常心理學專家，他在著作《不把傷人當一回事的人》中指出，某個研究團隊（以威斯康辛大學麥迪遜分校的考德威爾爲中心）以一四一名初次犯罪，年齡落在十到十一歲的青少年爲對象，將他們分爲接受一對一集中治療組，以及接受普通治療組，並發表了比較後的研究結果。

在爲期兩年的追蹤調查之後，他們發現後者的再犯率是前者的一倍以上。進入普通感化院服刑的青少年，在出獄後的前四年殺了十六個人；相較之下，接受集中治療的青少年則連一個人都沒有殺。

由此可見，只要接受集中治療，似乎還是可以有效降低其再犯率。但是上述研究團隊亦提出結論，認爲難以透過治療讓病態人格者獲得與普通人相同的認知模式。而針對幼年期的病態人格者，溫柔以待可說是相當重要。由於病態人格者無法從受罰中學習，因此不能採用正常的教育方式。

美國南衛理公會大學的麥克唐納等學者在二〇一一年發表一篇論文，其中指出針對具有高度病態人格傾向的孩童，若是能夠訓練其母親掌握仔細聆聽孩童的話、適時誇獎、以堅毅的態度斥責孩童等技巧，並且加以實施，就能夠減少孩童無視規則的傾向。

阿德里安・賴因提出以下實驗結果。他請到病態人格者與非病態人格者來做簡單的習題，並比較兩者的成績，答錯的人會受到電擊做為懲罰。此時病態人格者的學習速度比非病態人格者慢。

但若是答對時，除了能夠避免受到電擊，還能夠獲得「金錢面的獎勵」，病態人格者的學習速度就會比非病態人格者快。根據此結果，或許比起懲罰，我們更應該透過給予報酬，來幫助病態人格者學習規則。

新墨西哥大學的K・A・凱爾從美國國家心理衛生研究所、美國國家藥物濫用研究所（NIDA）、麥克阿瑟基金會等機構得到數百萬美元的資金援助，現正進行一項專案，內容是蒐集一萬名病態人格者的基因資訊、腦部影像、履歷等，建立可供搜尋的資料庫。

此專案的目的是幫助尋找對病態人格者有效的藥物療法、行爲療法，相信未來某天會有所建樹。

總而言之，病態人格者的治療並不簡單。有時「治療後」的再犯率反而會更高。如果光是要病態人格者前往住家附近的精神科診所看診，實在不可能治好病態人格。

大都市較適合病態人格者生活

假如病態人格難以治癒，那麼病態人格者又該如何討生活呢？

誠如前面所述，強烈的「孤獨感」可說是病態人格者唯一的煩惱。他們無法與周遭的人相處融洽，說謊就像是吃飯喝水一樣簡單，最後總是孤家寡人。

相信其中也有病態人格者並沒有這類煩惱，他們透過卓越的簡報能力與溝通技巧出人頭地，並且透過榨取他人活得相當滋潤。

但或許也有病態人格者並不具備上述技巧，因此只被他人當做滿嘴謊言的騙子。究竟該怎麼做，才能夠避免他們犯罪呢？

心理學家大衛・庫克研究異文化的病態人格者。他調查了在蘇格蘭監獄服刑的病態人格者出獄後會移動到哪些地方，結果發現蘇格蘭籍的病態人格者大多前往人口較多的南部都會圈。庫克指出，由於在大都市攻擊他人，或是偷竊財物的行為較不容易被發現，對於追求刺激的病態人格者來說，很容易被這份快樂所吸引。

假如你是病態人格者，而且對目前所處環境感到厭倦不已又渴求刺激的話，或許可以選擇置身更爲龍蛇混雜，或是富麗堂皇的地方，並從事忙碌而刺激的工作。但或許如此一來，犯罪的誘惑也會隨之增加。

找份適合病態人格者的工作吧

我認爲對於病態人格者來說，尋找一份適合自己的工作，並以此爲目標前進，會是最實在的手段、選項。

那麼具體來說，那些工作適合病態人格者呢？

病態人格者擅長掌握人們喜歡哪些虛構事物，並且加以創造。因此病態人格者應該適合寫小說。雖然在工作過程當中，他們必須克服容易厭倦並轉移注意力的衝動個性，但也因爲具備短期的專注力，往往能夠一口氣行文如飛。基本上，寫作屬於個人作業，較不易與他人產生摩擦，這也可以說是適合他們的一個理由。

而若是能活用他們渴求強烈刺激、容易見異思遷的特徵，說不定也可以投身流行趨勢變化劇烈的產業。他們或許能活用自身魅力，擔任造型師，或是選舉規畫師、媒體公關等需要掌握社會趨勢、八面玲瓏的工作。

普通人對某些事情會感到不安、痛苦而難以進行，但是病態人格者卻能夠平心靜氣地順利完成。這項才能頗適合從事外科醫師等職業。除此之外，病態人格者也很適合從事公安警察、情報員、記者等需要深入人性黑暗面，有時甚至需要遊走法律邊緣（或是直接違反規範）以獲得資訊的職業。

當確定自己可以得到特定報酬時，病態人格者就會把目標放在建樹較大的功勞上，即便面對威脅也能夠加倍冷靜地行動，因此他們或許也適合從事證券交易員或是投資銀行員等工作。但是話說回來，病態人格者擁有「輕視風險」的缺點，這也可能導致公司蒙受鉅額損失。

如果運動神經優異，可以活用自身不易感到不安的特質挑戰登山、冒險或危險性較高的極限運動（雪板、越野機車等），乃至於格鬥、賽車等。

凱文·達頓的調查當中，分別列出「病態人格者度」較高（病態人格者較多）的十種職業，以及「病態人格者度」較低（病態人格者較少）的十種職業。其內容如下頁所述。

病態人格者較多的職業前十名
第一名 公司負責人
第二名 律師
第三名 新聞媒體（電視、電臺）
第四名 業務
第五名 外科醫師
第六名 記者
第七名 警官
第八名 神職人員
第九名 主廚
第十名 公務員
病態人格者較少的職業前十名
第一名 照護員
第二名 護士
第三名 物理治療師
第四名 技術人員、工匠
第五名 理髮師、造型師
第六名 慈善家、義工
第七名 教師
第八名 藝術家
第九名 內科醫師
第十名 會計師

病態人格者每一百人才有一人，反過來說其實是種珍貴的資質。相信一定會有工作能夠活用這項資質，在不傷害他人的前提下活得漂亮。

後記

病態人格研究上的課題與瓶頸

隨著腦科學的發展，我們越來越了解病態人格者，但是在研究上還是留有許多課題。

首先，病態人格與社會性有關，因此無法進行動物實驗。由於這世界上沒有其他動物的社會性比人類發達，因此也無法刻意製造具病態人格的猴子、猩猩來進行實驗。而人為操作疑似與病態人格有關的ＤＮＡ，藉此製造病態人格者以進行比較驗證，此舉在倫理面當然是不被允許的。

即便想要調查環境對病態人格者的影響，長期對病態人格者進行比較調查仍然相當困難。前面提及的「佩芮托兒所方案」這類調查需要投注大量時間與鉅額資金。實際執行面需要調查病態人格者的家族史，鎖定數百位有高度病態人格者可能性的孩童，在家庭環境與教育上建立有顯著差異的對照組，並花費數十年的時間進行追蹤。

其中的難度，光是想想就讓人快昏倒了。

雖然步調不快，學界卻也逐漸掌握病態人格者的本質。

譬如雖然與病態人格者沒有直接關係，但是學界在遺傳方面仍得到以下發現。根據二〇〇〇年代前半所發表的數篇研究論文顯示，在調查了有語言障礙病史的家庭之後，發現其成員在「FOXP2基因」這項轉錄因子（與基因轉錄、調節有關之蛋白質的總稱）出現異常。即便只是些許異常，都會導致當事人無法正常使用語言。話說回來，學界目前也只知道語言障礙者的「FOXP2基因」出現異常，但是卻不知道導致語言障礙的詳細機制。如果能夠根據上述做法，請到有病態人格者病史的人協助，或許就能讓研究獲得大幅進展。

除此之外，前面提到了眼眶額葉皮質與杏仁核連結異常，關於這部分其實也還有很多疑問。

像是：「為什麼病態人格者這部分腦區的連結天生較弱？」「為什麼這種個體會出生？」等，雖然已經有數種論點能夠予以說明，但是準確度並不是那麼高。大家都說原因出在遺傳，但究竟又是哪個基因的哪個部分造成此情形呢？我們還是有太多不清楚的地方。

我想還要很長一段時間，才能夠揭開病態人格的全貌。

知道其危險性後的下一步

病態人格是學界的課題，同時也是生活在社會上的你我的課題。病態人格者具有普通人難以理解的特徵，而他們有時會危害他人也是事實。即便你是病態人格者，同樣可能成爲其他病態人格者的目標！

但是在此同時，每一百人就有一人是病態人格者，其數量在社會上並不少。

美國路易斯安那州立大學法學院教授肯・李維拋出了一個提問：「病態人格者是否該負刑事責任？」因爲雖說病態人格者能夠理性地分辨善惡，但是其情緒面卻無法理解犯罪行爲有違道德。假如罰金、坐牢等刑罰無法避免他們作惡或是行爲激進，那麼是否還有判刑的意義呢？

人類總是難以承認「有些人不會反省」「有些人不怕刑罰」等事實。但這卻是鐵錚錚的事實。而對於這些不怕刑罰的人來說，用以抑制反社會行爲的社會制度及規則，幾乎沒有意義。

我們必須換個角度來想，以其他種手段來抑制、預防病態人格者犯案。

假設病態人格者本人無法透過自身意識、努力，後天改變自身的思路與行為，那麼這個社會又該如何面對他們？是否能夠提出正確的道路，讓他們不要走偏呢？令人遺憾的是，我們還未曾徹底議論這件事。當社會上不願理性討論此議題，而是機械式地用「這傢伙有危險的基因」等理由排除病態人格者，這股歪風一起，就會讓社會本身也變得相當危險。

我認為無關乎個人喜好，人類都應該摸索與病態人格者共存之道。對人類來說，這是最佳選擇。

Eurasian Publishing Group
圓神出版事業機構
用心與你對話・視野無限寬廣
究竟出版社
Athena Press

www.booklife.com.tw　　reader@mail.eurasian.com.tw

心理 040

病態人格：是藏著惡意的善良，還是富有魅力的瘋狂？

作　　者／中野信子
譯　　者／謝承翰
發 行 人／簡志忠
出 版 者／究竟出版社股份有限公司
地　　址／台北市南京東路四段50號6樓之1
電　　話／（02）2579-6600・2579-8800・2570-3939
傳　　真／（02）2579-0338・2577-3220・2570-3636
總 編 輯／陳秋月
主　　編／王妙玉
責任編輯／王妙玉
校　　對／王妙玉・林雅萩
美術編輯／李家宜
行銷企畫／張鳳儀・范綱鈞・陳禹伶
印務統籌／劉鳳剛・高榮祥
監　　印／高榮祥
排　　版／陳采淇
經 銷 商／叩應股份有限公司
郵撥帳號／18707239
法律顧問／圓神出版事業機構法律顧問　蕭雄淋律師
印　　刷／祥峰印刷廠
2018年6月　初版
2024年8月　18刷

定價 280 元　　ISBN 978-986-137-254-9　

這群「沒有良心的人」，在人口比例上屬於少數。
但是病態人格者卻也是絕佳的比較對象，
讓我們重新省思人類爲什麼有良心，
而良心又是爲何而存在。

——中野信子，《病態人格》

國家圖書館出版品預行編目資料

病態人格：是藏著惡意的善良，還是富有魅力的瘋狂？／中野信子 著；
謝承翰 譯. -- 初版. -- 臺北市：究竟，2018.06
224面；14.8×20.8公分. --（心理；40）
ISBN 978-986-137-254-9（平裝）

1.精神病學 2.精神病患 3.人格障礙症

415.95 107005752